Bettina Lutze

Verhaltenspsychologisch orientierte Infektionsprävention

Welchen Einfluss hat die subjektive Risikowahrnehmung von Ärzten und Pflegekräften auf ihr infektionspräventives Händehygieneverhalten?

disserta
Verlag

Lutze, Bettina: Verhaltenspsychologisch orientierte Infektionsprävention. Welchen Einfluss hat die subjektive Risikowahrnehmung von Ärzten und Pflegekräften auf ihr infektionspräventives Händehygieneverhalten?, Hamburg, disserta Verlag, 2016

Forschungs- und Lehreinheit Medizinische Psychologie,
Medizinische Hochschule Hannover

Buch-ISBN: 978-3-95935-344-1
PDF-eBook-ISBN: 978-3-95935-345-8
Druck/Herstellung: disserta Verlag, Hamburg, 2016
Covergestaltung: © Annelie Lamers

Bibliografische Information der Deutschen Nationalbibliothek:
Die Deutsche Nationalbibliothek verzeichnet diese Publikation in der Deutschen Nationalbibliografie; detaillierte bibliografische Daten sind im Internet über http://dnb.d-nb.de abrufbar.

Inhaltsverzeichnis

1 Einleitung

Der wissenschaftliche Leitgedanke der Arbeit *„Verhaltenspsychologisch orientierte Infektionsprävention"* verknüpft die beiden Fachdisziplinen Gesundheitspsychologie und Krankenhaushygiene miteinander. Jeder Disziplin wird ein präventiver Charakter zugeschrieben. Jedoch wird dieser präventive Ansatz bei genauerer Betrachtung bei beiden Disziplinen jeweils durch den Umstand erschwert, dass Menschen sich nicht immer so verhalten, wie es der eigenen oder fremden Gesundheit förderlich ist.

Erst im Januar 2015 geriet ein mögliches hygienisches Fehlverhalten am Universitätsklinikum Schleswig-Holstein (UKSH) in Kiel in den Fokus der Öffentlichkeit. Experten hatten den Ausbruch von Krankenhausinfektionen (sogenannten nosokomialen Infektionen) als „hygienischen Notfall" beschrieben [1]. Jedoch muss grundsätzlich betont werden, dass die Hauptursache für nosokomiale Infektionen nicht nur Hygienefehler sind, sondern auch erhöhte Dispositionen im Gesundheitswesen [2]. Aufgrund von verschiedenen Grunderkrankungen, notwendigen operativen Eingriffen und weiteren diagnostischen sowie therapeutischen Maßnahmen sind die Patienten anfälliger für Infektionen. Zwar können nicht alle gefährdenden Faktoren im Gesundheitswesen vermieden werden [3], jedoch kann auf einige Faktoren gezielt Einfluss genommen werden. Durch die Aufmerksamkeit auf das Händehygieneverhalten lässt sich das Vermeidungspotenzial ausschöpfen, denn die Hände der Mitarbeiter spielen eine wichtige Rolle. Von den Händen geht die größte Gefahr der Erregerübertragung bei der Patientenversorgung aus [2,4]. Folglich gilt die hygienische Händedesinfektion als Schlüsselelement in der Infektionsprävention [5,6].

In der Medizinischen Hochschule Hannover (MHH) wurde aufgrund von händehygienischen Schwachstellen 2008 die „Aktion Saubere Hände" (ASH) eingeführt. Dabei handelt sich um eine bundesweite Kampagne, die das Händehygieneverhalten der Ärzte und vor allem der Pflegekräfte mit direkten Beobachtungen im Krankenhaus analysiert und entsprechende Schulungen zur Verbesserung der Händehygiene anbietet. Seit 2008 wurde u. a. auf den zehn

Intensiv- und zwei Knochenmarkstransplantations-Stationen (ITS und KMTS) das Händehygieneverhalten standardisiert beobachtet und im Anschluss die Ärzte und Pflegekräfte geschult. Bei beiden Berufsgruppen konnte zunächst eine Verbesserung erzielt werden, jedoch sind die Compliancedaten nach sechs Jahren wieder zum Ausgangsniveau zurückgekehrt [7]. Dieser Sachverhalt verstärkte den Fokus auf einen anderen Interventionsansatz – einen verhaltens-psychologisch orientierten Ansatz – und ist somit die Grundlage für die vorlie-gende Dissertation.

Die gesundheitspsychologische Perspektive steht für den privaten Kontext, in dem die Gesundheit eines Menschen präventiv geschützt oder durch gesund-heitsförderliches Verhalten wiederhergestellt werden soll [8]. Es zeigt sich allerdings ein eher unbefriedigendes Bild, wenn man genau analysiert, was Menschen eigenverantwortlich für ihr gesundheitliches Wohlbefinden tun [9,10]. Zugleich ergibt sich ein starker Widerspruch zwischen dem öffentlichen Präventionsvorsatz und den beobachtbaren praktischen Umsetzungen [11]. Um diese Diskrepanz des tatsächlichen Verhaltens jedes Einzelnen verstehen und erklären zu können, wurden in der Gesundheitspsychologie bereits mithilfe sogenannter Gesundheitsverhaltensmodelle theoretische Vorstellungen entwi-ckelt, in denen verschiedene Einflussgrößen und Mechanismen abgebildet sind, und entsprechende Interventionsprogramme zur Krankheitsprävention und Gesundheitsförderung abgeleitet [8].

Im Alltag der Krankenhaushygiene geht es vor allem um die Infektionspräventi-on auf Intensivstationen. Im intensivmedizinischen Bereich werden schwerst-kranke Patienten kurativ therapiert, um ihre gestörten Körper- oder Organfunk-tion wiederherzustellen [12]. Dabei kann jedoch der Heilungsprozess der Patienten durch im Krankenhaus erworbene, also nosokomiale Infektionen verzögert werden [2,3,6,13-15]. Der konsequenten Einhaltung der Standardhy-giene und der Händedesinfektion als präventive Maßnahme kommt angesichts der derzeitigen Zunahme der multiresistenten Erreger eine wichtige Bedeutung zu [16]. Die Händedesinfektion ist dabei eine effektive Einzelmaßnahme, um die Übertragung von Erregern zu verhindern und nosokomiale Infektionen zu minimieren [4,5,17-19]. Es ist weitreichend bekannt, dass ca. 20-30% dieser Infektionen als vermeidbar gelten [20]. Dennoch erkranken in Deutschland jährlich 400.000-600.000 Patienten, von denen 7.500-15.000 aufgrund der Infektion versterben [3]. Die Relevanz hinsichtlich der Optimierung der Infektionsprävention wird aktuell durch die politische Fokussierung des 10-Punkte-Plans des Bundesministeriums für Gesundheit (BMG) nochmals verdeutlicht [21].

Aus der Gesundheitspsychologie ist bekannt, dass Menschen grundsätzlich einen konflikthaften Entscheidungsprozess durchlaufen müssen, um aktiv ein gesundheitsförderliches Verhalten umzusetzen [22]. Ferner ist davon auszugehen, dass vor allem die persönlichen Überzeugungen und die Nutzung von sozialen Ressourcen langfristig zu einer Verhaltensänderung führen [8]. Die Theorien hinter solchen Verhaltensmodellen beziehen sich vielfach auf das Gesundheitsverhalten von Menschen im privaten Kontext, wonach es beispielsweise um körperliche Aktivität, gesunde Ernährung oder Zahnpflege geht [23-25]. Indessen besteht mittlerweile ein ähnlicher Aufklärungsbedarf für das unzureichende Händehygieneverhalten von Ärzten und Pflegekräften während des Klinikalltags. Es gibt zahlreiche Barrieren im Krankenhaus, die es dem Personal erschweren, leitliniengerechtes und somit infektionspräventives Verhalten umzusetzen [26,27]. Hier besteht ebenfalls eine deutliche Diskrepanz zwischen dem, was als hygienischer Standard in den Leitlinien empfohlen wird [28-30], und dem, was sich tatsächlich in der Compliance von Ärzten und Pflegekräften z. B. auf Intensivstationen widerspiegelt [7,31].

Für die Erklärung der Non-Compliance des medizinischen Personals gibt es mittlerweile viele Ansätze, u. a. auch die Anwendung bewährter psychologischer Theorien gesundheits-relevanten Verhaltens auf professionelles Verhalten im Gesundheitssystem. Dabei wird das Transtheoretische Modell (TTM; [32]) bisher am häufigsten auf organisationales Verhalten angewendet [33-39].

Allerdings sind im TTM nicht alle zentralen Konstrukte (Selbstwirksamkeitserwartung, Konsequenzerwartung, Risikowahrnehmung, Ziele und Pläne) vorhanden, die Bestandteil einer guten Theorie sein sollten [22]. Vielversprechender sind sogenannte integrative Modelle, die alle effektiven Faktoren in ihren Erklärungsansatz integrieren. Das sozial-kognitive Prozessmodell gesundheitlichen Handelns („Health Action Process Approach", HAPA) ist mit seinem dynamischen Modellcharakter und den dazugehörigen psychologischen Konstrukten eine erfolgsversprechende Alternative [8,40], um das Händehygieneverhalten von Ärzten und Pflegekräften in diesem Rahmen verhaltenspsychologisch übertragen und analysieren zu können.

Zugleich ergibt sich auch bei diesem Ansatz des HAPA-Modells die Frage, ob sich die Einflussfaktoren im Gesundheitswesen gegenüber den Faktoren im privaten Kontext unterscheiden [41]. Ein markanter Unterschied ergibt sich bereits in der Ausgangsbedingung, weil die Verhaltensweisen des medizinischen Personals im Klinikalltag grundsätzlich im direkten Zusammenhang mit der Realisierung der Patientensicherheit stehen [5]. Im privaten Verhalten geht es in erster Linie um die Steigerung des eigenen Wohlbefindens oder um die Aufrechterhaltung bzw. Verbesserung der eigenen Gesundheit.

Um die angedeuteten Unterschiede analysieren zu können, soll mit der Fokussierung auf die Risikowahrnehmung folgender Frage nachgegangen werden: Wie schätzen Ärzte und Pflegekräfte ihr Risiko einer potenziellen Erregerübertragung im Krankenhaus ein? Aus der Risikoforschung ist dazu im Allgemeinen bekannt, dass Menschen dazu neigen, eigene Risiken im Vergleich zu ihren Peers – also Menschen des gleichen Geschlechts und Alters – unrealistisch optimistisch einschätzen [42-44]. Diese verzerrte Wahrnehmung kommt bei Laien genauso vor wie bei Experten [45]. Dabei ist zu berücksichtigen, dass in der Gesundheitspsychologie bislang nur Einschätzungen über den Schweregrad von Erkrankungen und Einschätzungen über die eigene Verwundbarkeit existieren [46]. Für die Übertragung in den Bereich der Infektionsprävention gibt es bisher nur wenige Aussagen zu Risikoeinschätzungen bei unzureichendem Händehygieneverhalten im Klinikalltag [26,47-49].

Um ein möglichst umfassendes Bild von der Händehygieneproblematik bei Ärzten und Pflegekräften zu bekommen, wird zu Beginn dieser Arbeit im Abschnitt 2 (Theoretischer Hintergrund) der Bereich der Krankenhaushygiene und Infektionsprävention mit den dazugehörigen Aspekten beschrieben. In erster Linie werden dabei die Richtlinien und Empfehlungen der Kommission für Krankenhaushygiene und Infektionsprävention am Robert Koch-Institut (KRINKO), der Centers for Disease Control and Prevention (CDC) und die Leitlinien der Arbeitsgemeinschaft der Wissenschaftlichen Medizinischen Fachgesellschaften e.V. (AWMF) berücksichtigt [28-30]. Dabei werden auch aktuelle Studien zur Händehygiene-Compliance erläutert. Dieser theoretischen Ausarbeitung schließt sich eine Problemanalyse an, die deutlich macht, weshalb die leitliniengerechte und dauerhafte Umsetzung der hygienischen Händedesinfektion den Mitarbeitern so schwerfällt. Neben den Risikofaktoren für Non-Compliance werden Strategien und Interventionen beschrieben, die eine Verbesserung des Händehygieneverhaltens zum Ziel hatten. Danach folgt die Darstellung des theoretischen Grundgerüsts dieser Arbeit: Das sozial-kognitive Prozessmodell (HAPA) mit seinen Phasen und den dazugehörigen Konstrukten. Ein besonderes Augenmerk liegt dabei auf dem Konstrukt der Risikowahrnehmung. Im nächsten Abschnitt 3 (Forschungsfragen und Ziele) steht die Frage im Vordergrund, welche Rolle die subjektive Risikowahrnehmung von Ärzten und Pflegekräften auf die Motivation spielt, sich infektionspräventiv zu verhalten. Im Rahmen der Beschreibung der Methoden (Abschnitt 4) wird das Projekt PSYGIENE (VerhaltensPSYchologisch optimierte Förderung der hyGIENischen HändedEsinfektion) und das Erhebungsinstrument „Intensive Händehygiene" vorgestellt. In Abschnitt 5 (Ergebnisse) werden die daraus entstandenen Erkenntnisse zu den jeweiligen Schwerpunkten präsentiert. Anschließend folgt in Abschnitt 6 die Diskussion der Ergebnisse zu den händehygienischen Einstellungen und Überzeugungen der Ärzte und Pflegekräfte der MHH im Hinblick auf ein eventuelles Motivations- bzw. Verhaltensproblem sowie die sich daraus ableitenden Schulungsimplikationen. Im letzten Abschnitt 7 (Schlussfolgerung und Ausblick) wird die Zielperspektive einer verhaltenspsychologisch orientierten „Toolbox" zur effektiven Förderung der Händehygiene zusammenfassend dargestellt.

2 Theoretischer Hintergrund

Die fortlaufenden Berichterstattungen in den Medien über die Zunahme von antibiotikaresistenten Erregern oder neuen Krankheitserregern fokussieren vorrangig die Folgen von Hygienefehlern [16,21]. Betrachtet man jedoch den Ursprung der wissenschaftlichen Hygiene, wird deutlich, dass es sich um eine Wissenschaft von der Gesunderhaltung und der Verhütung sowie Erkennung und Prävention insbesondere von Infektionserkrankungen handelt [50]. Aus psychologischer Perspektive stellt sie damit eine vorrangig präventions-orientierte Disziplin dar, die vor allem in den letzten Jahrzehnten zahlreiche Verbesserungen hinsichtlich der Lebenserwartung und Patientensicherheit erzielt hat [51]. Durch die Entdeckung einer enormen Anzahl von Infektionser-regern in den letzten beiden Jahrhunderten konnte das hygienische Bewusstsein in den Gesundheitseinrichtungen verändert werden [50]. Allerdings zeigt sich angesichts der epidemiologischen Situation hinsichtlich der Infektionserkran-kungen und dem bereits erwähnten hygienischen Fehlverhalten, dass eine wissenschaftliche Weiterentwicklung in diesem Bereich weiterhin notwendig erscheint.

Folglich sollen im ersten Teil der theoretischen Ausarbeitung bestehende und neue Herausforderungen auf dem Gebiet der Krankenhaushygiene und Infekti-onsprävention beschrieben werden. Dabei geht es weniger um die medizinische Exaktheit einzelner Präventionsbündel bei besonderen Erregern, sondern viel-mehr um ein Grundverständnis davon, was Hygiene bzw. speziell Krankenhaus-hygiene leisten kann. Grundsätzlich umfasst Hygiene sowohl Maßnahmen zur Vermeidung von Infektionserkrankungen als auch die Verbesserung des ge-sundheitlichen Wohlbefindens [2,17,50]. Infektionsprävention ist folglich nur ein Teilbereich der Hygiene, auf den im Rahmen dieser Arbeit fokussiert wird.

2.1 Infektionsprävention

Die Entwicklung von Maßnahmen zur Vermeidung von Infektionen beschäftigt die Wissenschaftler nicht erst seit den letzten Jahren. Die Anfänge der Infektionsprävention sind auf den Wiener Arzt Ignaz Semmelweis zurückzuführen [52,53]. Er erkannte 1846 den Zusammenhang zwischen unsauberen Händen von Ärzten und den zum Tode führenden Infektionen von Wöchnerinnen. Durch die Einführung der hygienischen Händewaschung mit Kalziumchlorid-Lösung konnte die Infektionsrate um 90% gesenkt werden [ebd.]. Einige Jahre später wurde durch den schottischen Chirurgen Joseph Lister die Desinfektion der OP-Wunden mit dem Wirkstoff Karbol eingeführt. Der Einsatz dieses Wirkstoffes verringerte ebenfalls die Wundinfektions- und Sterblichkeitsrate [50]. Listers Methode wurde wenig später auch in Deutschland übernommen. Zu Beginn des 20. Jahrhunderts war es mithilfe der Erkenntnisse der Aseptik bereits hygienischer Standard, dass in den OP-Sälen sterile Instrumente verwendet und Handschuhe sowie Mundschutz getragen wurden. Dennoch konnte bis heute kein allumfassendes Vorgehen entwickelt werden, um die Gefahr der im Krankenhaus erworbenen Infektionen vollständig zu umgehen [16].

2.1.1 Nosokomiale Infektionen

Grundsätzlich entsteht eine Infektion durch die Wechselwirkung zwischen Erregern und Menschen [2]. Entscheidend sind dabei erreger- und patientenspezifische Faktoren, die das Entstehen einer Infektion maßgeblich beeinflussen [3]. Bei einem Patienten mit geschwächtem Immunsystem kann durch Erreger mit ausgebildeten krankheitserregenden Faktoren eine Infektion ausgelöst werden, während diese Erreger bei einer anderen Person wiederum keine Infektion auslösen [ebd.]. Infektionserkrankungen werden allgemein als klinisch nachweisbare, organbezogene Funktionsstörung mit Nachweis eines Krankheitserregers definiert [15]. In diesem Kontext stellen nosokomiale Infektionen einen Sonderfall dar.

2.1.1.1 Definition

Gemäß der Definition der CDC werden nosokomiale Infektionen als Infektionen mit lokalen oder systemischen Infektionszeichen als Reaktion auf das Vorhandensein von Erregern oder deren Toxine bezeichnet, die in einem zeitlichen Zusammenhang mit einer stationären oder ambulanten medizinischen Maßnahme stehen [54,55]. Laut Infektionsschutzgesetz (IfSG) muss eine vorher bestehende Infektion ausgeschlossen sein (§2.8 Infektionsschutzgesetz; Gesetz zur Änderung des Infektionsschutzgesetzes [15,56,57]). Der Begriff nosokomial leitet sich aus dem Griechischen „nosokomeion" ab und bedeutet Krankenhaus [58]. Nosokomial wird synonym für die Begriffe Krankenhausinfektion oder Krankenhaus-assoziierte Infektionen gebraucht [ebd.]. Für die Charakterisierung einer Infektion als nosokomial ist folglich der zeitliche Aspekt entscheidend; unerheblich ist hingegen, ob die Infektion aufgrund von mangelnder Hygiene ausgelöst wurde oder ob es sich um ein unvermeidbares Ereignis handelte [15]. In jedem Fall führt die nosokomiale Infektion zu zusätzlichem Leid für die Patienten, erhöhter Aufmerksamkeit und Anstrengung für das medizinische Personal und höhere Kosten für die Gesundheitseinrichtung [15,59,60]. Gerade weil ein Teil dieser Infektionen vermeidbar ist [15], werden anschließend die unterschiedlichen Arten und Wege der Übertragung genauer betrachtet.

2.1.1.2 Arten und Übertragung

Nosokomiale Infektionen werden in exogene und endogene Infektionen unterschieden [3]. Bei exogenen Infektionen werden die Krankheitserreger direkt aus der Umgebung aufgenommen (z. B. durch den direkten Kontakt mit Personen, kontaminierten Oberflächen oder Gegenständen). Bei den endogenen Infektionen gibt es nochmals eine Differenzierung in primäre Infektionen, d. h. verursacht durch Erreger der patienteneigenen Flora, und sekundäre Infektionen, d. h. verursacht durch Erreger, die erst in der Gesundheitseinrichtung Teil der Flora des Patienten geworden sind. Insbesondere die exogenen Infektionen gelten als vermeidbar, während die endogenen Infektionen grundsätzlich schwieriger zu verhindern sind [61,62]. Die Bedingung für eine exogene Infektion ist die Übertragung von Erregern aus der Umgebung z. B. durch Tröpfcheninfektion, oder indirekt über die Hände des medizinischen Personals. Eine Transmission ist aber auch über Luft, Wasser, Instrumente u.v.m. denkbar [2,63]. Allerdings stellt die Übertragung von Krankheitserregern über die Hände der beteiligten Akteure die Hauptursache exogener Infektionen dar [64,65].

2.1.1.3 Epidemiologie

Durch das IfSG §23 sind die Gesundheitseinrichtungen dazu verpflichtet, nosokomiale Infektionen zu erfassen und zu bewerten [56]. Im Jahr 1997 wurde die Datenerfassung durch ein Surveillancesystem für nosokomiale Infektionen vereinheitlicht. An dem Krankenhaus-Infektions-Surveillance-System (KISS) beteiligen sich u. a. mehr als 500 deutsche Intensivstationen [2]. Während insgesamt zwischen 3,5% und 7% der stationär aufgenommenen Patienten während ihres Krankenhausaufenthalts eine nosokomiale Infektion erleiden [14,15], wurde eine weitaus höhere Gefahr für nosokomiale Infektionen während Aufenthalten auf Intensivstationen beobachtet [66]. Bis zu 20% der intensivmedizinisch betreuten Patienten erleiden eine solche Infektion, und ein nicht unwesentlicher Prozentsatz davon verstirbt auch in Folge dessen [ebd.]. Somit gehören nosokomiale Infektionen zu den häufigsten Komplikationen mit Todesfolge auf Intensivstationen [6]. Dabei wird geschätzt, dass von den jährlich bis zu 600.000 nosokomialen Infektionen ca. 80.000-180.000 potenziell vermeidbar sind [20,67]. Damit verbunden, können folglich zwischen 1.500-4.500 Todesfälle pro Jahr in deutschen Gesundheitseinrichtungen als vermeidbar gelten [ebd.]. Zu den häufigsten nosokomialen Infektionsarten gehören postoperative Wundinfektionen, Harnwegsinfektionen und untere Atemwegsinfektionen [13,15].

2.1.1.4 Bedeutung

Unabhängig davon, um welche Art der Intensivstation oder welchen anderen stationären Bereich im Gesundheitswesen es geht – eine nosokomiale Infektion geht für die Betroffenen grundsätzlich mit einem erhöhten Leidensdruck [59], erheblichen sozialen Folgen und einer deutlich erhöhten Letalität einher [14,15]. Bei der Einschätzung zur Sterblichkeit ist es jedoch oftmals schwer zu unterscheiden, ob die nosokomiale Infektion direkt zum Tode geführt hat oder ob sie lediglich ein mit zum Tode *beitragender* Faktor war [ebd.]. Insgesamt kommt bei der Ätiologie dieser Infektionen erschwerend hinzu, dass sie durch unterschiedliche endogene und exogene Risikofaktoren verursacht werden [2,3]. Zu den patientenbezogenen Risikofaktoren zählen u. a. bei der Aufnahme auf die Intensivstation bestehende Grunderkrankungen, ein hohes Alter und/oder bereits vorhandene Einschränkungen des Immunsystems. Allerdings können auch umweltbezogene Risikofaktoren wie die Krankenhausumgebung oder die Resistenzeigenschaften der Krankheitserreger die Wahrscheinlichkeit für eine nosokomiale Infektion erhöhen [ebd.]. Für Patienten mit einer nosokomialen Pneumonie oder Sepsis ist das Risiko, im Krankenhaus zu versterben, deutlich höher als für vergleichbare Patienten ohne nosokomiale Infektion [15]. Es ergeben sich darüber hinaus auch Konsequenzen für die Gesundheitseinrichtungen. Die steigenden Kosten in Milliardenhöhe aufgrund des Anstieges der Antibiotikaresistenzen [60], die verlängerte Krankenhausverweildauer [15,68] und die damit verbundenen erhöhten Therapie- und ggf. Rehabilitationskosten in Deutschland führen schlussendlich zu verstärkten Präventionsbemühungen [67]. Angesicht der gesundheitspolitischen und ökonomischen Bedeutung von nosokomialen Infektionen hat der Gesetzgeber veranlasst, dass in das IfSG mehrere Vorschriften zur Krankenhaushygiene aufgenommen werden müssen [56].

2.1.1.5 Empfehlungen und Leitlinien

Gemäß Gesetzgebung hat die Kommission für Krankenhaushygiene und Infektionsprävention (KRINKO) die verpflichtende Aufgabe, Empfehlungen und Leitlinien zur Prävention nosokomialer Infektionen in Krankenhäusern und anderen medizinischen Einrichtungen zu erstellen (§ 23 Abs. 2 IfSG [29,56]). Die KRINKO ist ein Expertengremium beim Robert Koch-Institut (RKI), das Empfehlungen nach den Vorgaben der „Evidence-based Medicine" entwickelt. Ziel dieser verbindlichen Empfehlungen ist die Senkung der Rate nosokomialer Infektionen, die Reduzierung der Zahl der Ausbrüche sowie die Verbreitung von Krankheitserregern mit besonderen Resistenzeigenschaften [29]. Die erforderliche wissenschaftliche Evidenz und gewünschte Transparenz wird in den Empfehlungen durch abgestufte Evidence-Kategorien verdeutlicht.

Darüber hinaus hat auch die Arbeitsgemeinschaft der Wissenschaftlichen Medizinischen Fachgesellschaften (AWMF) Standards bzw. Leitlinien für bestimmte Pflegeprozeduren, Isolierungsmaßnahmen und Aufbereitungssysteme entwickelt [30]. Folglich wird dadurch nicht nur die Umsetzung sinnvoller Präventionsmaßnahmen verbessert, sondern führt durch den Schwerpunkt der adäquaten Diagnostik und Therapie dazu, dass unnötige und teure Maßnahmen vermieden werden können. In der Gesamtheit geht es darum, Maßnahmen zur Unterbrechung der Infektionswege mit den Schwerpunkten Händedesinfektion, Aufbereitung von medizinischen Produkten, Tragen von Bereichs- und Schutzkleidung, Schutzimpfungen, Isolierungen, desinfizierende Oberflächenreinigung und sinnvolle Antibiotikagabe zu beschreiben und zu bewerten [ebd.]. Allerdings sind Empfehlungen immer nur so wirksam, wie sie tatsächlich leitliniengerecht umgesetzt werden. Hierfür bedarf es in erster Linie personellen sowie organisatorischen Voraussetzungen [2,17].

2.1.1.6 Infektionsprävention auf Intensivstation

Eine besondere Bedeutung kommt der konsequenten Einhaltung der Maßnahmen der Standardhygiene und der Händedesinfektion in der Intensivmedizin zu [2,15,17]. Somit werden im Folgenden ausgewählte Aspekte der Infektionsprävention in diesem Bereich beschrieben. Um die infektionspräventive Umsetzung auf den Intensivstationen zu ermöglichen, sind vor allem arbeitsorganisatorische Faktoren entscheidend [17]. Neben den baulichen Strukturen und medizinischen Ausstattungen auf der jeweiligen Station spielt vor allem der pflegerische Personalschlüssel eine wichtige Rolle. Obwohl die Anforderungen an diesen Personalschlüssel in den Leitlinien unter hygienischen Aspekten stets als *ausreichend* beschrieben werden [ebd.], ist die steigende Arbeitsbelastung bei Intensivpflegenden auf breiter Basis bekannt [69,70]. Pflegekräfte berichten, dass sie subjektiv das Gefühl haben, die Absicherung der pflegefachlichen Patientenversorgung durch die Reduzierung der Mitarbeiter bei ständigem Patientenzuwachs nicht mehr hundertprozentig gewährleisten zu können. Folglich kommt es während der Arbeitszeit zu verschiedenen pflegerischen Mängeln [69]. Aus der Pflege-Thermometer-Reihe „Intensivpflege unter Druck" ergab sich, dass nur jeder zweite Befragte ausschließen kann, dass es während der Arbeitszeit zu Mängeln bei der hygienischen Händedesinfektion gekommen ist [ebd.]. Auch vom ärztlichen Personal wird während der Visiten ein hohes Maß an Disziplin erwartet [17]. Je nach Art der Intensivstation erfolgen mehrere ärztliche Visiten, so dass besonders darauf geachtet werden muss, dass die Händedesinfektion unmittelbar vor und nach jedem Patientenkontakt erfolgt. Wie bereits beschrieben, ist die hygienische Händedesinfektion ein Schlüsselelement der Infektionsprävention, so dass im nächsten Abschnitt vor allem die Darstellung der Indikationen und der Effektivität dieser hygienischen Maßnahme erfolgt.

2.1.2 Händehygiene

Wenn es um die gedankliche Verknüpfung der ernstzunehmenden Gefahr durch nosokomiale Infektionen [16] und die geforderte Einhaltung der Händehygiene geht, muss noch einmal der Bogen zur Entwicklung der Händehygiene und damit zur Bedeutung der Erkenntnisse von Ignaz Semmelweis geschlagen werden [52,53]. Semmelweis hat im Prinzip das „Händewaschen" als kausale Prävention erkannt [71]. Dabei hat er nicht grundlegend entdeckt, *dass* sich Ärzte ihre Hände waschen, sondern vielmehr *warum* und vor allem *wie* sie ihre Hände waschen sollten. Auf den ersten Blick hört sich dabei das Waschen oder Desinfizieren der Hände einfach an – jedoch zeigt sich, dass es mitnichten trivial ist [5].

2.1.2.1 Terminus „Händehygiene"

Im Bereich der Infektionsprävention kann die „Händehygiene" als ein übergeordneter Terminus bezeichnet werden, der sowohl das Händewaschen mit Wasser und nicht-antimikrobieller Seife, das hygienische Händewaschen mit Wasser und einer antiseptischen Seife, die hygienische Händedesinfektion durch Einreiben eines Antiseptikums und die chirurgische Händedesinfektion umfasst [5,72,73]. In der vorliegenden Arbeit soll ausschließlich auf die hygienische Händedesinfektion eingegangen werden, da sie als wichtigste Maßnahme zur Prävention beschrieben wird [5,6,63].

2.1.2.2 Ziel und Effektivität der Händehygiene

Wie im Hinblick auf die Übertragung der Krankheitserreger bereits dargestellt, kann durch eine hygienische Händedesinfektion die Weiterverbreitung von Krankheitserregern verhindert werden. Durch eine hygienische Händedesinfektion soll die transiente Flora auf der Haut z. B. des medizinischen Personals eliminiert werden [2,5]. Die transiente Flora besteht aus nur vorübergehend aufgenommenen wechselnden Krankheitserregern, die der Haut nur locker anhaften und für gewöhnlich leicht zu entfernen sind [ebd.]. Solche Infektionserreger können Bakterien, Pilze oder Viren sein. Diese Erreger können vom medizinischen Personal durch direkten Kontakt mit Patienten oder durch den Kontakt mit kontaminierten Oberflächen erworben werden. Die meisten Krankheitserreger lassen sich durch übliche Hände-desinfektionsmittel mit begrenzt viruzidem Wirkspektrum reduzieren [5]. Nur wenige Krankheitserreger werden nicht durch die gängigen Desinfektionsmittel reduziert. Hierzu zählen z. B. Noroviren oder die Sporenform bakterieller Sporenbildner (z. B. *Clostridium difficile*) [ebd.]. Zur Abtötung dieser sog. unbehüllten und deshalb widerstandsfähigen Viren werden vom RKI Präparate mit viruziden Wirkspektrum empfohlen [4].

Grundsätzlich ist die hygienische Händedesinfektion im Vergleich zum Händewaschen mit antimikrobieller Seife schneller durchführbar, antimikrobiell effektiver und zudem hautschonender [5,72,74]. Trotz einfacher und schneller Durchführbarkeit wird beklagt, dass eine Händedesinfektion nur in der Hälfte der erforderlichen Situationen von dem medizinischen Personal ausgeführt wird [18]. Um die Komplexität der Non-Compliance und den geringen Stellwert der präventiven Maßnahme [15] besser einschätzen zu können, werden im Folgenden infektionsrelevante Handlungen und die entsprechenden Transmissionsrisiken beschrieben.

2.1.2.3 Infektionsrelevante Handlungen

Experten, die sich mit der Infektionskontrolle beschäftigen, bereitet es nach wie vor Schwierigkeiten, einen Konsens über die relativen Risiken bei verschiedenen medizinischen Tätigkeiten zu finden. Allgemein sind Indikationen nach den Empfehlungen der CDC und des amerikanischen Healthcare Infection Control Practices Advisory Commitee (HICPAC) „Situationen, die mit einem hohen Potenzial für die Entstehung nosokomialer Infektionen einhergehen" [73]. Gemäß der 2002 veröffentlichten „Guideline for Hand Hygiene in Health-Care Settings" wird risikoabhängig folgende Unterteilung vorgenommen [ebd.]:

- vor jedem Patientenkontakt,

- direkt im Anschluss des Patientenkontakts,

- vor dem Anziehen steriler Handschuhe zur Anlage eines zentralen Venenkatheters,

- vor Anlage von Harnwegkathetern, peripheren Venenverweilkanülen und anderen invasiven Geräten,

- nach Kontakt mit Körperflüssigkeiten oder anderen Ausscheidungen, Wunden, Schleimhäuten, auch wenn die Hände nicht sichtbar verschmutzt sind,

- bei Wechsel von relativ unsauberen zu saubereren Körperstellen (z. B. von Genitalien zum Gesicht) während der Patientenversorgung,

- nach Kontakt mit funktionellen Gegenständen in der direkten Patientenumgebung (medizinisches Instrumentarium, Bettgestelle, Nachtschränke etc.),

- nach dem Ausziehen von Schutzhandschuhen.

Anstelle der Definition vieler Einzelindikationen erstellte die Weltgesundheitsorganisation (WHO) eine kürzere Übersicht und fasste diese Indikationen in fünf Indikationsgruppen zusammen (s. Abb. 1 [72]). Daraus ergibt sich eine bessere Handlungsgrundlage für diejenigen, die sich im Klinikalltag die Hände desinfizieren sollen [18].

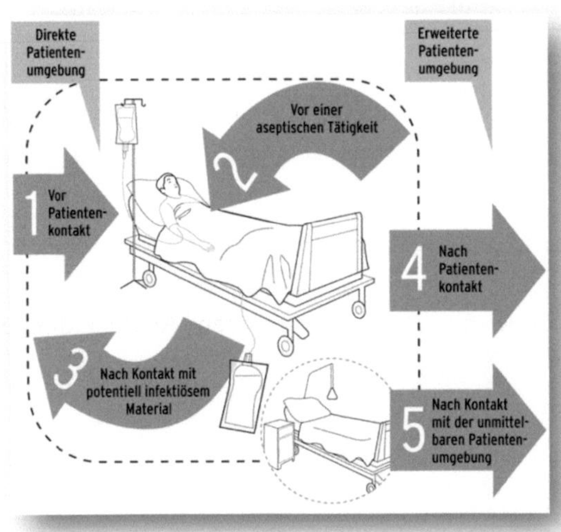

Abbildung 1: Die 5 Indikationen der Händedesinfektion [72]

Das Konzept dafür basiert auf evidenzbasierten Ergebnissen zur Entstehung und Verbreitung von nosokomialen Infektionen. Mithilfe des WHO-Modells können Risiken für eine Übertragung der Krankheitserreger dargestellt werden (s. Tab. 1 [18.]). Durch die Auflistung der Transmissionsrisiken wird je nach Indikation deutlich, für wen der Schutz durch eine hygienische Händedesinfektion in erster Linie gegeben ist. Bei den beiden „Vorher-Indikationen" ((1) vor Patientenkontakt + (2) vor einer aseptischen Tätigkeit; s. Abb. 1) geht es vorrangig darum, den Patienten vor einer Übertragung pathogener Erreger zu schützen, und bei der Desinfektion vor einer aseptischen Tätigkeit zusätzlich darum, zu verhindern, dass die patienteneigenen Erreger in den Körper gelangen (z. B. beim Umgang eines Katheters). Bei den „Nachher-Indikationen" ((3) nach Kontakt mit potenziell infektiösen Material + (4) nach Patientenkontakt + (5) nach Kontakt mit der unmittelbaren Patientenumgebung; s. Abb. 1) geht es vorrangig um den Eigenschutz sowie die Patientenumgebung. Dabei wird ersichtlich, dass vor allem die „Vorher-Indikationen" besondere Aufmerksamkeit bekommen sollten [18]. Gerade aseptische Tätigkeiten sind besonders hoch mit einer Infektion assoziiert [18,75].

Tabelle 1: Indikation der Händedesinfektion und deren möglichen Transmissionsrisiken modifiziert nach Sroka et al. [18]

Indikation	Transmissionsrisiko	Risiko für die Umwelt
1. vor Patienten-kontakt	Übertragung von Erregern von den Händen des Personals aus der Patientenumgebung auf den Patienten	Kolonisation und Infektion des Patienten mit potenziell pathogenen Erregern
2. vor aseptischen Tätigkeiten	Übertragung von Erregern von den Händen des Personals in oder auf primäre sterile oder nicht besiedelte Bereiche am Patienten	Endogene oder exogene Infektion
3. nach Kontakt mit potenziell infektiösen Materialien	Exposition der Hände des Personals gegenüber Körperflüssigkeiten des Patienten, die potenziell infektiös sein können	Kolonisation und Infektion des Patienten mit Erregern aus infektiösen Material, Eintrag in die erweiterte Patientenumgebung
4. nach Patienten-kontakt	Übertragung von Erregern der Patientenflora auf andere Oberflächen und Patienten im Krankenhaus	Ausbreitung der Patientenflora auf andere Patienten und Bereiche im Krankenhaus, Kolonisation des Personals
5. nach Kontakt mit der Patienten-umgebung	Übertragung von Erregern der Patientenflora auf andere Oberflächen und Patienten im Krankenhaus	Ausbreitung der Patientenflora auf andere Patienten und Bereiche im Krankenhaus, Kolonisation des Personals

In diesem Zusammenhang ist auch die Bedeutung der Schutzhandschuhe bzw. der Einmalhandschuhe zu erwähnen. Grundsätzlich ist das Tragen von Handschuhen in verschiedenen klinischen Situationen sinnvoll und dient primär dem Arbeitsschutz [5]. Gerade um eine grobe Verschmutzung bzw. Kontamination mit potenziell infektiösen Sekreten zu verhindern, bietet es sich an, Handschuhe zu tragen. Nach dem Ablegen der Handschuhe ist ebenfalls eine hygienische

Händedesinfektion indiziert [74]. Grundsätzlich ist von einer Porösität der Schutzhandschuhe auszugehen [76], und die Gefahr hierfür steigt in Abhängigkeit von der Tragedauer und der jeweiligen Tätigkeit, so dass die fünf Indikationen zur Händedesinfektion unabhängig vom Gebrauch von Handschuhen gelten [72,74]. Allerdings konnte gezeigt werden, dass der Gebrauch der Schutzhandschuhe häufig nicht gemäß der Empfehlungen der WHO erfolgten [77]. Oft werden sie in Situationen benutzt, in denen kein Handschuhgebrauch erforderlich ist, oder vice versa. Innerhalb dieser Arbeit soll dieser Fakt lediglich erwähnt sein, jedoch kein besonderer Fokus auf der Verbesserung der Händehygienecompliance durch einen adäquaten Gebrauch von Schutzhandschuhen liegen. Vielmehr geht es um die eigentliche Händehygiene-Compliance gemäß der fünf beschriebenen Indikationen.

2.1.3 Compliance

Compliance ist grundsätzlich das Ausmaß, in dem einer Empfehlung gefolgt wird [78]. Bezogen auf infektionspräventive Empfehlungen ist davon auszugehen, dass die Compliance für kaum eine der Hygienerichtlinien bei 100% liegen kann. Es gibt praktisch unzählige Faktoren auf unterschiedlichen Ebenen, die die leitliniengerechte und empfohlene Umsetzung der Händehygiene beeinflussen können [27,79]. Anhand der folgenden Ausführungen soll das Problem der Non-Compliance von medizinischen Mitarbeitern in Gesundheitseinrichtungen ausführlich dargestellt werden. Zuvor wird die Begrifflichkeit „Compliance" aus verschiedenen Perspektiven beleuchtet.

2.1.3.1 Definition

In der Gesundheitspsychologie beinhaltet die Definition von Compliance die „Ausführung von Verhaltensweisen, die aufgrund eines Gebots, einer Vorschrift, Empfehlung oder Vereinbarung als richtungsweisend vorgegeben sind" [8; S.

141]. Dabei geht es in erster Linie um den Grad der Übereinstimmung zwischen medizinisch indizierten Anweisungen und dem Patientenverhalten. Bei dieser Auslegung des Begriffes handelt sich um eine veraltete Sichtweise, wonach die Verantwortung für den Erfolg oder Misserfolg einseitig beim Patienten liegt. In dem Kontext wird zunehmend der Begriff Adhärenz diskutiert [80]. Im Englischen wird „Adherence" synonym für Compliance verwendet und entspricht der Therapietreue [81]. Hierbei liegt der inhaltliche Schwerpunkt darauf, dass Patient und Arzt die Therapieziele gemeinsam besprechen und verantworten. Somit geht es in dieser allgemeinen Bedeutung um die Bereitschaft zur Zusammenarbeit und Kooperation bzw. Einhaltung von Regeln und Anweisungen. Für die theoretische Einordnung der Compliance des Händehygieneverhaltens von Mitarbeitern im Gesundheitswesen eignet sich die letztgenannte Interpretation der Begrifflichkeit besonders. Demnach beinhaltet Hände-hygiene-Compliance die Einhaltung der leitliniengerechten Händehygiene durch Ärzte und Pflegekräfte während der jeweiligen indizierten Tätigkeiten [73]. Non-Compliance bedeutet dementsprechend die Nichteinhaltung händehygienischer Maßnahmen. Dazu zählen z. B. das Verlassen des Patientenzimmers nach Patientenkontakt ohne erfolgte Händedesinfektion oder das alleinige Wechseln von Schutzhandschuhen vor und nach einem Patientenkontakt ohne Händedesinfektion.

2.1.3.2 Erfassung der Compliance

Für die Erfassung der Händehygiene-Compliance bedarf es eines standardisierten Verfahrens, um die erfassten Daten innerhalb eines Krankenhauses und insgesamt aller Gesundheitseinrichtungen vergleichbar zu machen. Durch die Etablierung der ASH wurde in Deutschland eine systematische Erfassung nach standardisiertem Schema ermöglicht [82,83]. Dabei wird die Compliance durch zwei verschiedene Messsysteme ermittelt: Einerseits über die direkte Beobachtung des medizinischen Personals und andererseits durch die Bestimmung des Verbrauchs an Händedesinfektionsmittel. Beide Erfassungsmethoden weisen

Vor- und Nachteile auf, wobei die direkte Compliance-Beobachtung mittlerweile als Goldstandard angesehen wird [72]. Insgesamt ist zu betonen, dass bei der direkten Beobachtungsmethode nicht erfasst wird, ob der Mitarbeiter die Händedesinfektion hinsichtlich der Art des Einreibens bzw. hinsichtlich der Einwirkzeit von mindestens 30 Sekunden [ebd.] korrekt durchgeführt hat. Es wird lediglich erfasst, ob eine Desinfektion oder ein Waschen der Hände bei der jeweiligen Indikation durchgeführt wurde (s. Anhang I). Die einzelnen Stationen werden jährlich über einen gewissen Zeitraum beobachtet. Dabei gilt, dass mindestens 200 Gelegenheiten pro Station erfasst werden müssen [84]. Exemplarisch werden im Folgenden die Compliance-Daten der ITS und KMTS der MHH in den Jahren 2008-2013 dargestellt [7].

2.1.3.3 Händehygiene-Compliance an der MHH

Im Beobachtungszeitraum 2008-2013 wurden auf den zehn ITS und zwei KMTS der MHH insgesamt 13.175 Gelegenheiten für eine hygienische Händedesinfektion beobachtet. Wie Abb. 2 zunächst zeigt, unterschieden sich die Compliance-Raten der Ärzte und Pflegekräfte im Jahr 2008 nicht signifikant voneinander (Ärzte 53% vs. Pflege 57%; p=.085).

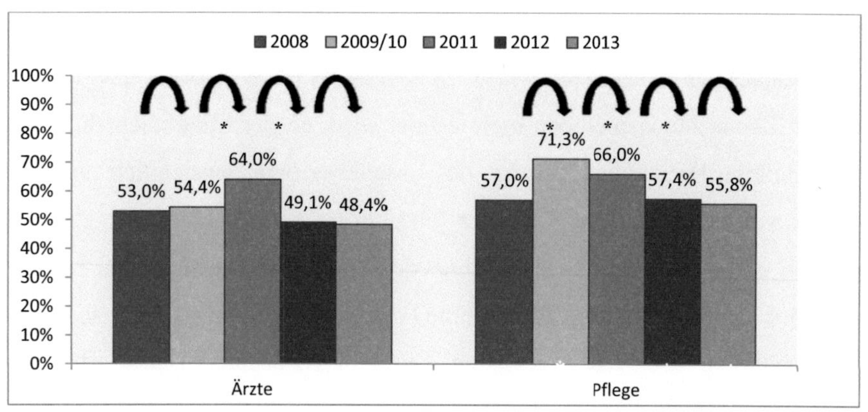

Abbildung 2: Hygienische Händedesinfektion auf ITS und KMTS der MHH: Compliance-Raten 2008-2013 [7]

Anm.: Basierend auf summierten Beobachtungen über alle Stationen und Händedesinfektions-gelegenheiten;   *p <0,05 (die entsprechenden weißen Symbole in den Balken beziehen sich auf den Ärzte-Pflege-Vergleich)

Bei den ärztlichen Mitarbeitern konnte bis 2011 eine Compliance-Steigerung bis auf 64% erreicht werden. In den folgenden zwei Jahren (2012-2013) sank die Compliance wieder knapp unter 50%. Bei den Pflegekräften setzte eine Steigerung bereits im Beobachtungszeitraum 2008-2009/10 ein: Diese Gruppe konnte sich hier um 14,3% verbessern (57,0% vs. 71,3%; p<.011). Im Jahr 2013 sank auch die Compliance der Pflege wieder auf 55,8% und damit auf das Ausgangs-niveau von 2008 (p=.444). Im Vergleich zu den ärztlichen Mitarbeitern blieb es allerdings weiterhin höher (p=.003). Diese Daten zeigen also zunächst, dass die pflegerischen Mitarbeiter im Zeitverlauf (2008-2013) höhere Compliance-Raten erzielen konnten, was mit dem gängigen Bild bei der Unterscheidung der Be-rufsgruppen und deren Compliance übereinstimmt [79,83,85-87]. Des Weiteren wird deutlich, dass die Ärzte und Pflegekräfte unterschiedlich auf die ASH-Interventionen reagierten. Die Pflegekräfte steigerten sich bereits in 2009/10, während eine Verbesserung der Händehygiene-Compliance bei den Ärzten erst 2011 einsetzte (s. Abb. 2).

Schließlich konnte zwar bei beiden Berufsgruppen eine Verbesserung erzielt werden, jedoch legen die Ergebnisse nahe, dass diese Entwicklung nicht nachhaltig war [7]. Dieser Sachverhalt verstärkt den Fokus auf einen anderen Interventionsansatz, der im weiteren Verlauf dieser Arbeit erläutert wird und anhand der Analysen der händehygienischen Einstellungen der Ärzte und Pflegekräfte erste Anhaltspunkte für einen verhaltens-psychologisch orientierten Ansatz geben soll. Im nächsten Abschnitt wird dementsprechend dargestellt, welche Herausforderungen sich grundsätzlich für die Prävention von nosokomialen Infektionen ergeben bzw. welche Bedeutung die Händehygiene-Compliance für die Gesamtsituation im Gesundheitswesen hat.

2.1.3.4 Bedeutung der Händehygiene-Compliance

Zwar verursacht nicht jede versäumte Händedesinfektion eine nosokomiale Infektion, jedoch können ein leitlinienbewusstes Vorgehen und eine gesteigerte Akzeptanz der Effektivität der Händehygiene zu einer Verbesserung der infektiologischen Gesamtsituation beitragen [5]. In verschiedenen Studien ist der direkte Zusammenhang zwischen einer optimalen Händehygiene und der Reduktion nosokomialer Infektionsraten nachgewiesen worden [88-90]. Die Studien zeigen nicht nur die Wirkung dieser hygienischen Maßnahmen, sondern auch gesundheits-ökonomisch ein günstiges Kosten-Nutzen-Verhältnis [60], das aufgrund des Kostendrucks in den Gesundheitseinrichtungen nicht unbeachtet bleiben sollte. Allerdings ist das Ausmaß der Kosten und deren Relation für die Mitarbeiter nur indirekt spürbar, während die steigende Arbeitsbelastung unmittelbar deutlich wird [69,70]. Insbesondere auf den Intensivstationen stößt die Umsetzung der leitliniengerechten Händehygiene häufig an die Grenzen. So konnte für die MHH gezeigt werden, dass sich innerhalb einer Schicht von 7-19 Uhr durchschnittlich 135 Händedesinfektionsgelegenheiten pro Patient ergeben [91]. Dabei zeigt sich auch ein Unterschied in der Anzahl potenzieller Gelegenheiten zwischen verschiedenen Fach-disziplinen: auf chirurgischen ITS sind mit

180 mehr Händedesinfektionsgelegenheiten gegeben als auf internistischen [ebd.]. Bei der Analyse der Non-Compliance sind die steigende Anzahl an Gelegenheiten und der folglich höhere Zeitaufwand ein Indiz für unzureichende Compliance-Raten [26,92,93]. Sowohl die individuellen als auch kontextbezogenen Gründe für Non-Compliance sind vielfältig [27] und werden im Folgenden erörtert.

2.1.3.5 Gründe für Non-Compliance

Eine der Erklärungen für Non-Compliance ist die Art des Vorgangs der Händehygiene an sich. Anders als beim Händewaschen im Falle offensichtlicher Verschmutzungen z. B. durch Sekrete oder andere Körperflüssigkeiten der Patienten, reibt man bei der Händedesinfektion lediglich ein Produkt in die Hände ein, ohne dass dabei ersichtlich etwas weggewaschen wird. Der Handelnde sieht weder die Krankheitserreger, die auf der Hautoberfläche des Patienten liegen, noch deren Reduktion durch das Desinfizieren. Dementsprechend ist der reinigende Effekt sensorisch nicht sichtbar. Aus der Erkenntnistheorie ist hierzu bekannt, dass Menschen besser und schneller zu einer Erkenntnis kommen, wenn sie rationale Inhalte mit praktischer bzw. sinnlicher Erfahrung verknüpfen können [94]. Beim Waschen der schmutzigen Hände entspricht das einer für die Menschen nachvollziehbaren Logik, weil sie sehen können, wie der Schmutz durch Seife und Wasser weggewaschen wird. Dieser Erkenntnisprozess fehlt hingegen bei der hygienischen Händedesinfektion. Die empfohlene Maßnahme steht im direkten Widerspruch zu erlernten Mechanismen, weshalb es den Ärzten und Pflegekräften schwer fällt, diese Anwendung routinemäßig in den Klinikalltag zu implementieren. Folglich sind im Vergleich zu anderen Verhaltensweisen mehr Überwindung und Motivation notwendig, die der praktischen Erkenntnis und Logik entsprechen [95].

Eine weitere Erklärung für die Variationsbreite in der Händehygiene-Compliance sind die unterschiedlich indizierten Tätigkeiten nach den Kriterien

der WHO [72]. Die fünf indizierten Tätigkeiten zeigen Unterschiede im complianten Händehygieneverhalten [86,96-98]. Tätigkeiten, die für das medizinische
Personal mit einem hohen Transmissionsrisiko assoziiert sind, fördern die
konsequente Umsetzung der Händehygiene wesentlich [99].

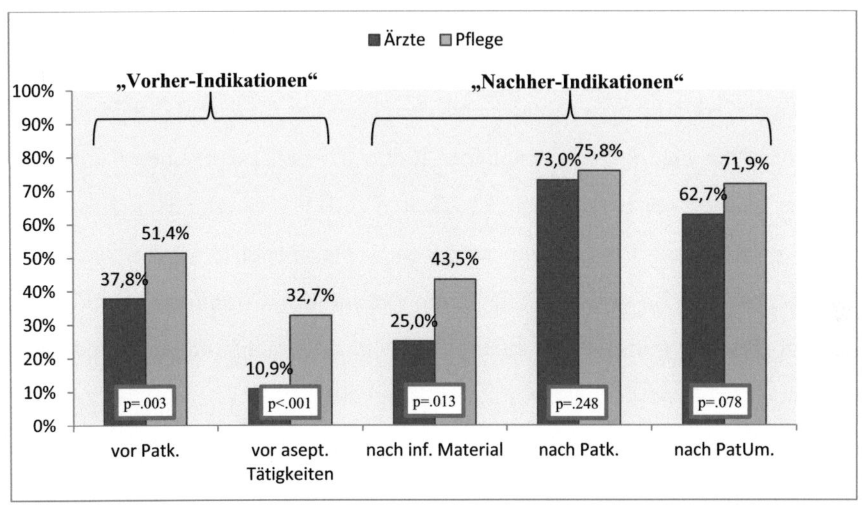

Abbildung 3: Händehygiene-Compliance 2013 nach Indikationen, stratifiziert Ärzte und Pflegekräfte der MHH (unveröffentlichte Daten)

Dabei steht der Eigenschutz im Vordergrund, der dazu führt, dass sich die
Compliance vor allem bei den „Nachher-Indikationen" („nach infektiösem
Material", „nach Patientenkontakt" und „nach Patientenumgebung") erhöht. So
zeigen auch die Daten der MHH, dass sowohl beim ärztlichen als auch beim
pflegerischen Personal eine signifikant höhere Compliance bei denjenigen
Indikationen zu sehen ist, die in erster Linie mit dem Eigenschutz verbunden
sind (s. Abb. 3: Ärzte „Vorher-Indikationen": 29,1% vs. „Nachher-
Indikationen": 62,6%; p<.001 und Pflege „Vorher-Indikationen": 40,1% vs.
„Nachher-Indikationen": 68,1%; p<.001; unveröffentlichte Daten).

Somit haben die Mitarbeiter offensichtlich insbesondere *nach* Patientenkontakt
das Bedürfnis, sich die Hände zu desinfizieren (bei beiden Berufsgruppen
höchste Compliance-Rate: 73,0% und 75,8%). Dies legt nahe, dass die Mitarbei-

ter ein Bewusstsein für ein erhöhtes Risiko für sich selbst wahrnehmen und durch das präventive Händehygieneverhalten im Sinne des Eigenschutzes agieren. Die Handlung schützt primär den medizinischen Mitarbeiter, nützt indirekt jedoch auch den Patienten. Allerdings zeigt sich, dass Tätigkeiten, die gedanklich mit einem niedrigen Transmissionsrisiko – also einer geringeren Gefahr für den Mitarbeiter selbst – verknüpft sind, ein hohes Risiko für Non-Compliance mit sich bringen [100-102]. So belegen auch die Daten der Ärzte und Pflegekräfte der MHH, dass die niedrigsten Compliance-Raten bei den aseptischen Tätigkeiten auftreten (Ärzte „vor aseptischen Tätigkeiten": 10,9% vs. andere Indikationen: 54,3%; p<.001 und Pflege „vor aseptischen Tätigkeiten": 32,7% vs. andere Indikationen: 64,1%; p<.001). Die hohe Varianz der Compliance erklärt sich dementsprechend mutmaßlich auch durch die unterschiedlichen Risikowahrnehmungen während der medizinischen Tätigkeiten [86]. Ein weiterer zentraler Grund für Non-Compliance ist der *Zeitaufwand*, der bei hoher Arbeitsbelastung eine Barriere für die Compliance darstellt [93,101,103,104]. Neben dem Zeitmangel sinkt die Compliance auch dann, wenn sich die *Anzahl infektionsrelevanter Handlungen* pro Stunde erhöht, d. h. die Händehygiene-Compliance nimmt mit steigender Arbeitsbelastung stetig ab [26,92,93]. Demzufolge stellen Intensivstationen *per se* einen Risikofaktor „dar", weil die Anzahl an Händedesinfektionsgelegenheiten im Vergleich zu Normalstationen deutlich höher liegt [6]. Gerade im intensivmedizinischen Bereich sind jedoch die hygienischen Anforderungen an die Mitarbeiter aufgrund des infektionsgefährdeten Patientenklientels besonders hoch [ebd.]. In diesem Zusammenhang ist auch der bereits o. g. Befund bedeutsam, dass hygienische Maßnahmen *vor Durchführung aseptischer Tätigkeiten* häufig mit einer niedrigeren Compliance assoziiert sind [86,98]. Problematisch ist ebenfalls das *Tragen von Schutzhandschuhen*, das zu einer Vernachlässigung der hygienischen Händedesinfektion zwischen den einzelnen Indikationen führt [77,93]. Oftmals kann auch *mangelnde Kenntnis* darüber, wann Händedesinfektionen im klinischen Alltag erforderlich sind, dazu führen, dass die Compliance niedrig ist [15,93,105,108]. Gleichermaßen kann *Unwissen bzw. Unsicherheit über die Wirksamkeit der Händedesinfektion* zum (bewussten) Unterlassen der Händehygiene führen [93,106-108]. Das *Fehlen von Produkten und Händedesinfektionsmittelspendern* hindert selbst überzeugte Mitarbeiter daran, leitliniengerechte Händedesinfektion umzusetzen [26,102,109,110]. Somit spielt die Verfügbarkeit von Spendern eine zentrale Rolle bei der Verbesserung der Gesamtsituation. Gleichzeitig kann es bei häufigem Waschen der Hände und dem danach folgenden Desinfizieren zu *Hautirritationen* kommen [111], die wiederum bei mangelndem Wissen über die Pathogenese von Hautirritationen eine dauerhafte Compliance verhindern [112]. Im sozialen Bereich spielt neben dem Austausch mit Kollegen über Hautprobleme und deren Lösung auch die *Anerkennung für die Umsetzung der infektionspräventiven Maßnahmen* eine entscheidende Rolle [96]. Ebenso hat die *mangelnde Vorbildfunktion von (direkten) Vorgesetzen* einen negativen Einfluss auf die leiliniengerechte Umsetzung der anderen Mitarbeiter [93,107,113-115]. Es konnte gezeigt werden, dass Assistenzärzte bzw. Pflegekräfte das Bewusstsein entwickeln, dass Händehygiene nicht relevant sei, wenn „sogar" Vorgesetzte darauf verzichten [ebd.]. *Skepsis gegenüber der Effektivität* der Händehygiene und *negative Einstellungen* hinsichtlich der Infektionsprävention verhindern ebenso ein compliantes Händehygieneverhalten der Mitarbeiter [26,116,117]. Zusätzlich zeigen sich auch *Unterschiede zwischen den Berufsgruppen* [79,93,96,101,102,118]. Die Pflegekräfte sind wesentlich vertrauter im Umgang mit der Händehygiene, während das ärztliche Personal in der Regel niedrigere Compliance-Raten aufweist [79]. Hinsichtlich der *geschlechterspezifischen Differenzierung* zeigt sich, dass Männer weniger compliant sind [79,93]. Neben der händehygienischen Überzeugung geht es gleichzeitig auch um die *Motivation* zur dauerhaften Anwendung dieser präventiven Maßnahme [26]: Auch die Absicht, leitliniengerechtes Hygieneverhalten zu praktizieren, kann einen Einfluss auf das tatsächliche Verhalten haben [119]. Schließlich existieren Unterschiede *zwischen verschiede-*

nen Fachrichtungen [26,79,86,87,120]. Beispielsweise sind aus der Pädiatrie und Hämato-Onkologie besonders höhere Compliance-Raten bekannt [87]. Hierfür wird vor allem die positive Mitarbeitereinstellung gegenüber der Infektionsprävention als Grund aufgeführt. Bei dieser Einstellung kann es um die Interpretation gehen, dass es bei Kindern oder ähnlichen Patientengruppen besonders indiziert ist, infektionspräventiv zu handeln [120]. Dementsprechend herrscht bei diesen Fachgruppen das Bewusstsein für den positiven Einfluss verbesserter Händehygiene auf die Infektionsraten vor. Gerade im pädiatrischen bzw. neonatologischen Bereich führt mangelhaftes Verhalten zu fatalen Folgen, da vor allem Säuglinge mit unzureichend ausgebildetem Immunsystem besonders gefährdet sind. Dabei fällt es den Ärzten und Pflegekräften leichter, die Hilfe- und Schutzbedürftigkeit wahrzunehmen und eventuell auch die Übertragung auf die eigene Situation zu leisten. Demgegenüber sind niedrigere Compliance-Raten in der Chirurgie beobachtet worden [86]. Auf chirurgischen Intensivstationen existiert zudem ein anderes Bewusstsein für die Notwendigkeit einer Händedesinfektion. Während im operativen Bereich die chirurgische Händedesinfektion unabdingbar und praktisch vollkommen compliant durchgeführt wird [30], werden die Indikationen für händehygienische Maßnahmen auf Station häufig durch Unwissen bzw. *menschliche Unzulänglichkeit* unterlassen [ebd.]. Tabelle 2 zeigt eine Zusammenfassung der Risikofaktoren für unzureichende Compliance. Im nächsten Abschnitt werden Möglichkeiten der Compliance-Steigerung dargestellt.

Tabelle 2: Risikofaktoren für unzureichende Compliance

Risikofaktor	Erläuterung	Literatur
Kontextbezogene Risikofaktoren		
1. Berufsgruppenzugehörigkeit	Ärzte desinfizieren sich die Hände weniger als das Pflegepersonal.	79,93,96 101, 102,118
2. Geschlechterzugehörigkeit	Männer desinfizieren sich die Hände weniger als Frauen.	79,93
3. Arbeitsbelastung/Zeitaufwand	Hohe Arbeitsbelastung führt zum Unterlassen der Händehygiene.	93,101, 103,104
4. Tätigkeit auf Intensivstationen	Auf Intensivstationen ist die Compliance niedriger.	6
5. Fachrichtung	Chirurgische Bereiche weisen niedrigere Compliance-Raten auf.	86
6. Anzahl an Händehygiene-Gelegenheiten (HDG)	Bei steigender Anzahl der HDG werden Händedesinfektionen unterlassen.	26,92,93
7. Tätigkeiten mit einem hohen Infektionsrisiko für Patienten / aseptische Tätigkeit	Vor allem aseptische Tätigkeiten weisen eine niedrigere Compliance auf.	86,96-102
8. Handschuhgebrauch	Das Tragen von Handschuhen verleitet zum Unterlassen der Händedesinfektion.	15,77,93
9. Fehlende Desinfektionsmittelspender	Fehlende Ausstattung erschwert die Händehygiene.	26,102,1 09, 110
Psychologische Risikofaktoren		
1. Mangelnde Kenntnis / Unwissenheit	Weniger Händehygiene-Wissen führt zu mangelnder Compliance.	15,93, 105,108
2. Einstellung und Motivation	Negative Einstellungen führen zum Unterlassen der Händehygiene.	26,116, 117
3. Skepsis gegenüber der Effektivität der Händehygiene	Mangelndes Vertrauen in die Effektivität führt ebenfalls zum Unterlassen.	93,106-108

4.	Fehlende Vorbildwirkung von Kollegen und Vorgesetzten	Sind die Kollegen oder Vorgesetzte keine Vorbilder, wird die Händehygiene häufiger unterlassen.	93,107, 113-115
5.	Fehlende Anerkennung von Kollegen und Vorgesetzten	Anerkennung vor allem durch Vorgesetzte ist für das Ausüben der Händehygiene wichtig.	96
6.	Vergesslichkeit / menschliche Unzulänglichkeit	Vermehrtes Unterlassen der Händehygiene durch Vergessen verstärkt das erneute Unterlassen.	30

2.1.3.6 Steigerung der Compliance

Der Anspruch, eine Compliance-Steigerung zu erzielen, impliziert immer eine Verhaltensänderung der medizinischen Mitarbeiter im Gesundheitswesen. Hierzu konnte im vorherigen Abschnitt eine Vielzahl von Faktoren dargestellt werden, die den Verhaltensprozess beeinflussen. Diese Kenntnis dieser Faktoren ist bei der Entwicklung von Interventionen grundsätzlich hilfreich. Im Bereich der Infektionsprävention wurde in den letzten Jahren auf vielfältige Weise untersucht, wie sich das Händehygieneverhalten von Mitarbeitern verbessern lässt [121-123]. Neben der Optimierung der Kontextfaktoren, wie z. B. ein erleichterter Zugang zu Desinfektionsmitteln (Installation von Desinfektionsmittel-Halterungen an Patientenbetten), müssen die Mitarbeiter die Empfehlungen zur Händehygiene kennen bzw. über entsprechende Kenntnisse verfügen [124]. Hygienekenntnisse setzen somit voraus, dass Mitarbeiter die vorgeschriebene Einreibetechnik und die Einwirkzeit des Desinfektionsmittels kennen und wissen, welche Indikationen für eine Händedesinfektion gegeben sind [63]. Daher werden vor allem im Zusammenhang mit der ASH schon seit 2008 Schulungen mit diesen Aspekten in Krankenhäusern und Pflegeeinrichtungen angeboten [82,83]. Diese Veranstaltungen haben den Vorteil, dass die ausführlichen und oftmals fachlich komplex formulierten Empfehlungen des RKI oder der Fachgesellschaften hinsichtlich der Indikationen zur Händedesinfektion praxisnah erklärt und an konkreten Bespielen aus dem Klinikalltag besprochen werden [18].

Allerdings kann das Hygienewissen von Mitarbeitern unter Umständen zu Konflikten im zwischenmenschlichen Bereich führen. Wie in den vorangegangenen Abschnitten ausgeführt, sind Pflegekräfte in Bezug auf ihre Händehygiene im Durchschnitt complianter sind als ihre ärztlichen Kollegen [79]. Gleichzeitig gelten die Ärzte allgemein als Vorbild im Krankenhaus [108]. Interessant ist dabei, dass sich die Ärzte ihres Status bewusst sind, diese Vorbildfunktion aus Sicht anderer Berufsgruppen jedoch nicht immer erfüllen. Problematisch ist dabei die Diskrepanz zwischen Selbst- und Fremdeinschätzung [ebd.]. Hinzu kommt, dass es sowohl innerhalb als auch zwischen den Berufsgruppen Defizite beim Feedback und in der Kommunikationskultur gibt. Somit ist es beispielsweise unwahrscheinlich, dass die Pflegeschwester, die über präventive Hygienekenntnisse verfügt, den Oberarzt während einer Visite auf Hygieneverhalten-Defizite hinweist.

Einen anderen Ansatz verfolgen sogenannte „Speak-up-Kampagnen", bei denen Patienten durch Informationsmaterial und Plakate aufgefordert werden, z. B. aktiv auf eine unterlassene Händedesinfektion hinzuweisen und Fragen zur Hygiene zu stellen [ebd.]. Allerdings ist hier zu betonen, dass auch dieses Vorhaben bei vielen Patienten mit Angst und Scham einhergeht und die Motivation, tatsächlich etwas zu fragen oder zu monieren, noch weiter sinkt, wenn die Patienten Wissenslücken aufweisen oder nicht mittels entsprechender Kampagnen zur Partizipation eingeladen werden [125]. Somit variiert die Bereitschaft zur aktiven Patientenbeteiligung deutlich (5%-80% [126]).

Supervision im Team hilft ebenfalls, Barrieren im Klinikalltag zu überwinden und sozusagen eine soziale Ausgangsbasis für leitliniengerechte Händehygiene zu schaffen [108]. Hierbei ist wichtig, dass Kommunikation nicht durch allzu starre Hierarchieebenen erschwert wird. So kann internes Feedback hilfreich sein, Barrieren zu erkennen und entsprechende Lösungsansätze anzugehen [ebd.].

In den meisten Studien, die eine Verbesserung der Händehygiene-Compliance belegen konnten, war ein multimodaler Ansatz gewählt worden [127]. Allerdings waren nicht alle Interventionen, die eine Compliance-Steigerung zum Ziel hatten, auch langfristig erfolgreich [7,102], so dass aktuelle Überlegungen die Implementierung verhaltenspsychologischer Elemente zur nachhaltigen Compliance-Verbesserung favorisieren [122].

In der systematischen Überblicksarbeit von Huis et al. (2012) wurden 41 Studien analysiert, die einen verhaltenspsychologischen Ansatz verfolgen. Dabei konnte eine Vielzahl von verhaltenspsychologischen Determinante und Konstrukten gesammelt werden, die das Händehygieneverhalten der medizinischen Mitarbeiter im Händehygienekontext beeinflussten. Dabei kristallisierten sich folgende Hauptelemente heraus: Wissensebene, Hygiene-Bewusstsein, sozialer Einfluss, Einstellungen, Motivation, Selbstwirksamkeitserwartung und Verhaltenskontrolle. Zu den jeweiligen Konstrukten wurden systematisch Techniken zur Verhaltensänderung [128,129] hinzugefügt und im Händehygienekontext operationalisiert. Dabei wurde gezeigt, dass ein Fokus auf einzelne verhaltenspsychologische Elemente, wie die Wissensebene oder das Hygiene-Bewusstsein nicht hinreichend für Compliance-Steigerungen ist, sondern vielmehr die Kombination mehrerer Konstrukten erfolgversprechender erscheint. Ein solches Rahmenmodell liefert das bereits o. g. HAPA-Modell, dessen Grundlagen im Folgenden dargestellt werden.

2.2 Sozial-kognitives Prozessmodell gesundheitlichen Handelns (HAPA)

Das sozial-kognitive Prozessmodell gesundheitlichen Handelns – im Englischen als *Health Action Process Approach* (HAPA) bezeichnet – ist seinem Ursprung nach auf die unbefriedigende theoretische Situation der meisten Forschungsvorhaben zur Veränderung gesundheitsrelevanter Verhaltensweisen seit den 1980er Jahren in Deutschland zurückzuführen [8].

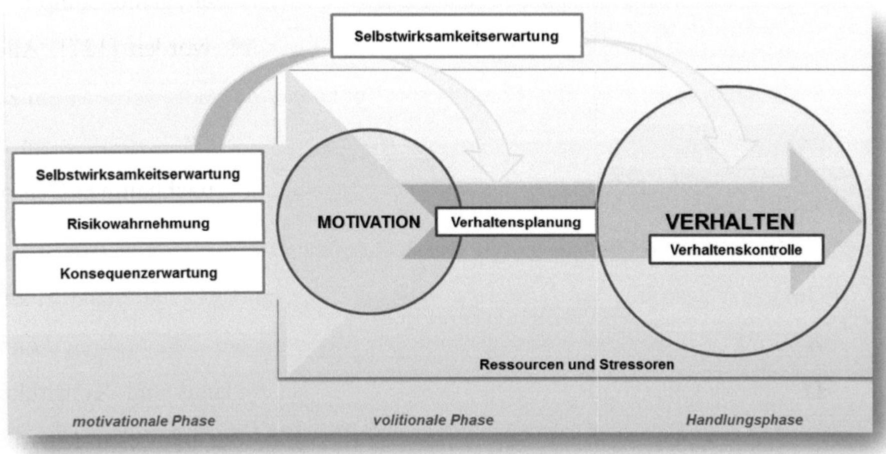

Abbildung 4: HAPA-Modell modifiziert nach Schwarzer, Lippke & Luszczynska [40]

Dabei hatte die Forschergruppe um Ralf Schwarzer den Anspruch, die Nachteile vorheriger Verhaltensmodelle zu überwinden [ebd.]. Das Hauptaugenmerk lag darauf, dass es nicht ausreicht, einzelne theoretische Konstrukte innerhalb des Prozesses der Verhaltensänderung zu erklären. Schwarzer und Kollegen konnten aus einer Reihe von in der Gesundheitspsychologie entwickelten Modellen zur Beschreibung und Vorhersage von Gesundheitsverhalten profitieren. Diese Modelle sollen im Rahmen dieser Arbeit nicht weiter beschrieben und erklärt werden. Lediglich das Transtheoretische Modell (TTM, auch als Stages of Changes-Modell bekannt [130]) soll als Ausgangspunkt für das HAPA-Modell erwähnt sein. Es handelt sich um ein Stadienmodell, das als zentrales Konstrukt mehrere Stufen der Verhaltensänderung annimmt. Diese diskreten, qualitativ unterschiedlichen Stufen (Präkontemplation, Kontemplation, Vorbereitung, Handlung, Aufrechterhaltung, Termination) werden auf Basis zeitlicher Kriterien eingeteilt [8]. Unter anderem an diesem Punkt setzt die theoretische Überarbeitung des sozial-kognitiven Prozessmodell gesundheitlichen Handelns an (s. Abb. 4, [40]).

Das HAPA-Modell verwendet psychologische Kriterien, um die Zuordnung von Personen zu bestimmten Stadien zu erleichtern. Grundsätzlich geht das HAPA-Modell davon aus, dass der Prozess der Verhaltensänderung mindestens zwei Phasen umfasst.

Die erste Phase wird als motivationale Phase bezeichnet. In dieser Phase steht die Zielsetzung (Motivation) im Vordergrund, d. h. eine Person bildet die Absicht, ein bestimmtes Verhalten zu ändern (s. Abb. 4; Motivation = Zielintention bzw. Absicht). Die sogenannten postintentionalen Mechanismen der Planung (Implementationsintentionen als Kernstück der volitionalen Phase) sowie der Realisierung und Aufrechterhaltung des jeweiligen Zielverhaltens (Verhaltenskontrolle als Kernvariable der Handlungsphase) finden in den darauffolgenden Phasen statt. In allen Phasen wirken unterschiedliche sozial-kognitive Variablen und Mechanismen. Wie Abb. 4 zeigt, wird die Motivation durch die Selbstwirksamkeitserwartung, Konsequenzerwartungen und Risikowahrnehmung beeinflusst. Für die Initiierung und Aufrechterhaltung des Verhaltens in den nachfolgenden Phasen sind ebenfalls Selbstwirksamkeitserwartungen, die Verhaltensplanung (z. B. bei Rückfällen in gesundheitsschädliches Verhalten) und die Verhaltenskontrolle wichtige Prädiktoren. Die einzelnen Konstrukte werden in den folgenden Abschnitten näher erläutert.

2.2.1 Motivationale Phase

Gesundheitsrelevante Verhaltensweisen stellen meistens Gewohnheiten dar, die sich aufgrund ihrer zeitlichen Stabilität nur schwer nachhaltig verändern lassen [8]. Für diesen Veränderungsprozess stellt die Motivation eine zentrale Vorrausetzung dar [ebd.]. Folglich müssen Menschen zunächst eine explizite Absicht haben, ein bestimmtes Verhalten zu verändern und damit ein alternatives Verhalten zeigen zu wollen. Man geht dabei davon aus, dass sich Menschen in der präintentionalen Phase nur keine bis wenige Gedanken über ihr Verhalten oder Handeln machen und sich dementsprechend auch keiner potenziellen Risiken eventuell gesundheitsschädlichen Verhaltens bewusst sind. Diese Personen werden aufgrund ihrer fehlenden Zielorientierung zur Verhaltensänderung als *„Unmotivierte"* bezeichnet (s. Abb. 5). Die Motivation, ein bestimmtes Verhalten zu ändern, kann durch eine veränderte Risikowahrnehmung z. B. in Folge einer Information über ein vorhandenes Risiko entstehen [131]. Die Risikowahrnehmung ist somit zu Beginn des Motivationsprozesses für die Absicht wichtig. Zugleich beeinflussen Veränderungen in Konsequenz- und Selbstwirksamkeitserwartungen die Intentionsbildung maßgeblich [8]. Um eine wahrgenommene Bedrohung reduzieren zu können, muss zumindest eine entsprechende Handlungsoption bekannt sein. Die entsprechende Konsequenzerwartung ist dabei hinsichtlich der Änderungsmotivation entscheidend, weil das Vorhandensein von realistischen Alternativen eine Grundvoraussetzung für die Veränderung eines Verhaltens ist. Dabei werden die Ergebnisse bewertet und können folglich als Anreize oder Vorteile gesehen oder als Nachteil oder Barriere wahrgenommen werden. Innerhalb der motivationalen Phase führen somit positiv und negativ eingeschätzte Konsequenzen zu einer Entscheidung. Die Intentionsbildung wird dabei begünstigt, wenn die positiven Erwartungen bezüglich eines Gesundheitsverhaltens dominieren.

Neben der Risikowahrnehmung und einem positiven Kosten-Nutzen-Verhältnis muss zusätzlich ein gewisses Maß an Selbstwirksamkeit vorhanden sein [ebd.]. Das Konstrukt der Selbstwirksamkeitserwartung beinhaltet subjektive Überzeugungen, die es Menschen ermöglichen, spezifische Verhaltensweisen insbesondere in neuen und unvorhersehbaren sowie schwierigen Situationen ausführen zu können. Der Grund für die eigene Handlungsfähigkeit wird dabei in den eigenen Fähigkeiten bzw. individuellen Kompetenzen gesehen [8]. Die motivationale Phase schließt mit der Zielintention und der dazugehörigen konkreten Zielbindung ab. Dabei ist festzuhalten, dass je stärker die Ausprägung der Zielintention ist, desto wahrscheinlicher kommt es nach dem HAPA-Modell zu einer gewünschten Verhaltensänderung [132]. Allerdings klärt die Zielintention in der Regel nur bis zu 30% der Varianz des Verhaltens auf [133]. Dieser Umstand wird damit erklärt, dass es Situationen gibt, in denen Ziele und Absichten zwar formuliert, jedoch danach nicht umgesetzt werden [ebd.]. Solchen Entwicklungen kann modellgemäß dadurch vorgebeugt werden, dass der Betroffene in eine Volitionsphase übergeht (s. Abb. 5).

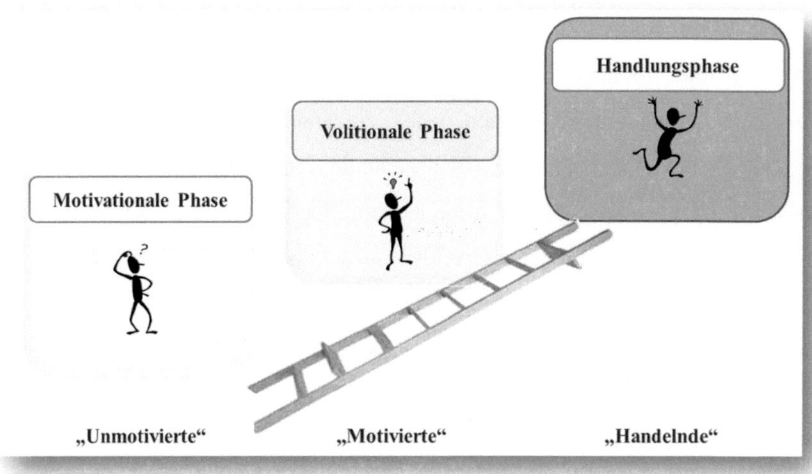

Abbildung 5: Personengruppen in der jeweiligen Phase im HAPA-Modell nach Schwarzer [40]

2.2.2 Volitionale Phase

In der volitionalen Phase geht es darum, die beabsichtigte Verhaltensänderung konkret zu planen, um sie anschließend zu initiieren und aufrechtzuerhalten (Handlungsphase). Innerhalb dieser Phase geht man davon aus, dass sich Barrieren bei der Umsetzung ergeben [8]. Wie Abb. 5 zeigt, werden Menschen nach dem HAPA-Modell als *„Motivierte"* bezeichnet, wenn sie entschlossen sind, ein gewünschtes Verhalten umzusetzen, aber noch keine Verhaltensinitiierung zeigen. Laut Modell gilt die Planung als Mediator zwischen Intention und Verhalten. In dieser Phase geht es darum, konkret zu planen, auf welche Weise das gewünschte Zielverhalten erreicht werden kann. Erst wenn Wann-, Wo-, Wie-Pläne entwickelt worden sind, können mögliche Hindernisse antizipiert und Strategien entwickelt werden, diese zu bewältigen. Die Planungsphase endet also mit einer oder mehreren verhaltensnahen Ausführungs- bzw. Implementationsintentionen. Damit sind im Vergleich zu dem Ziel, überhaupt etwas tun zu wollen (Zielintention), konkrete Absichten gemeint. Das Konglomerat aus postintentionalen und präaktionalen Abwägungen ist für das Gelingen notwendig. Gäbe es diesen kognitiven Prozess nicht, würde man impulsiv und ggf. orientierungslos an den Sachverhalt herangehen, und wäre möglicherweise nicht in der Lage, einzuschätzen, welche Stressoren und Ressourcen hinderlich oder förderlich sind.

So werden die Ausführungsintentionen nach folgender Struktur beschrieben: „Wenn eine bestimmte Situation eintritt, wird eine dafür bestimmte Handlungssequenz ausgeführt" [ebd.]. Damit werden Umweltbedingungen in Zusammenhang mit dem Zielverhalten gebracht und für bestimmte Situationen bestimmte Automatismen definiert. Solche Situationen können z. B. günstige Gelegenheiten oder Risikosituationen sein, mit denen kognitiv detailliert geplante Handlungsabläufe verknüpft werden. Das Verhalten soll dann in der Handlungsphase mehr und mehr automatisch umgesetzt, ohne dass ein größerer Planungsaufwand notwendig ist. Gleichzeitig werden Handlungen eher ausgeführt, wenn sie erfolgsversprechend und hinsichtlich der gegebenen Umstände ressourcenschonend sind. Sind keine begünstigenden Faktoren in Aussicht, kann es gegebenenfalls dazu kommen, dass ein Verhalten unterlassen wird oder auf eine bessere Gelegenheit zum Ausführen dieses Verhaltens gewartet wird. So werden Risikosituationen betont, in denen die Fähigkeit für rationale Planungen als eingeschränkt gilt [ebd.]. Ebenso wie in der motivationalen Phase spielen Selbstwirksamkeitserwartungen bei der Detailplanung eine wesentliche Rolle. Die Qualität der generierten Handlungspläne wird durch die eigene Kompetenz und die gesammelten Erfahrungen beeinflusst. Dabei werden vor allem Handlungen visualisiert, die bei ihrer Umsetzung auch als erfolgsversprechend erscheinen. In der Volitionsphase ist es wichtig, dass es gelingt, konkret und konstruktiv zu planen, sich kleine Unterziele zu setzen, auch Belohnungen in den Bewältigungsprozess einzubauen und insgesamt über ein größeres Repertoire an Bewältigungsoptionen zu verfügen. Damit ein Verhalten dauerhaft aufrechterhalten wird und eine erfolgreiche Verarbeitung der Rückschläge vollzogen werden kann, sollten zusammenfassend optimistische Selbstüberzeugungen gefördert und eigene Kompetenzen gestärkt werden [ebd.].

2.2.3 Handlungsphase

Kommt es zur Initiierung des intentional spezifizierten Zielverhaltens, beginnt laut HAPA-Modell die aktionale Phase, in der die Handlung ausgeführt und ggf. aufrechterhalten wird. Dies gelingt jedoch nicht nur über „reine" Willenskraft, sondern vielmehr über spezifische selbstregulatorische Fähigkeiten und Strategien. Es handelt sich also um einen Bewältigungsprozess, der neben einer hohen Volitionsstärke eine starke Verhaltenskontrolle erfordert. Im Vergleich zur Verhaltensplanung ist die Verhaltenskontrolle laut HAPA ein *retrospektiver Selbstregulationsmechanismus.* Es geht dabei darum, das eigene Verhalten mit den zuvor formulierten Zielen zu vergleichen. Diese Strategien der Aufmerksamkeits- und Emotionsregulation sind so lange erforderlich, bis das gewünschte Verhalten zur Gewohnheit geworden ist. Selbstwirksamkeitserwartungen wirken sich auch in der Phase aus, und zwar vor allem auf die Beharrlichkeit (Persistenz) bei den damit verbundenen Anstrengungen. Menschen, die an einer dauerhaften Umsetzung ihrer Ziele zweifeln und sich gedanklich erfolglose Szenarien ausmalen, brechen eine Verhaltensänderung tendenziell früher ab, wohingegen positive kognitive Szenarien das Handeln begünstigen, selbst wenn sich währenddessen Barrieren ergeben [131].

In neueren Publikationen zum HAPA-Modell wird die Volitionsphase noch weiter differenziert. Unterschieden wird, ob jemand weiterhin inaktiv ist, das Zielverhalten derzeit ausübt oder ob es zur Einstellung des gewünschten Verhaltens kam [134]. Wurde die Ausübung des Zielverhaltens eingestellt, kann es in der postaktionalen Phase zu einer negativen Bewertung der Handlungsausführung gekommen sein. Sowohl Erfolge als auch Misserfolge werden wahrgenommen und reflektiert. Der Einfluss auf die zukünftige Volitionsstärke ist bei positiven Realisierungsversuchen sicherlich als zuträglicher zu beschreiben im Vergleich zu gescheiterten Situationen. Der erneute Versuch, eine Handlung auszuführen, hängt demnach von dem Ausgang der Einschätzung über das vorher gezeigte Verhalten ab. Die Ursachenattribuierung bekommt in diesem Kontext eine erklärende Rolle: Wird ein erfolgsgekröntes Ergebnis den eigenen Kompetenzen zugeschrieben, erhöhen sich die Volitionsstärke und die Selbstwirksamkeitserwartung. Wird der positive Ausgang aber günstigen Umgebungsvariablen zu geschrieben, kann dies zur Unterbrechung oder zur Beendigung des gewünschten Verhaltens führen.

Aus dem HAPA-Modell leiten sich grundlegende Prinzipien ab, die für eine Erhöhung der Händehygiene-Compliance bei Ärzten und Pflegekräften im Krankenhausalltag genutzt werden können. Im nächsten Abschnitt werden diese Prinzipien in den Hygienekontext übertragen.

2.2.4 Übertragung des HAPA-Modells auf das Händehygieneverhalten

Mithilfe in Tab. 3 des dargestellten Überblicks können die theoretischen Überlegungen des HAPA-Modells in den Händehygiene-Kontext übertragen werden [135].

Tabelle 3: Übertragung des HAPA-Modells auf Händehygieneverhalten modifiziert nach Schwarzer & Fleig [135]

Verhaltenspsychologischer Grundgedanken	HAPA-Prinzip	Übertragung in den Händehygienekontext
1. Einteilung des Prozesses der Verhaltensänderung in mindestens zwei Phasen	Motivationale und volitionale Phase sowie Handlungsphase	In der motivationalen Phase steht zunächst die Absicht im Vordergrund, sich die Hände leitliniengerecht zu desinfizieren. Ist die Zielsetzung abgeschlossen, folgt in der volitionalen Phase das geplante Händehygieneverhalten. In der Handlungsphase wird das Händehygieneverhalten

		ausgeführt und aufrechterhalten. Zudem findet eine Handlungsbewertung statt.
2. Die Zuordnung von Charakteristiken: (a) keine konkrete Absicht, (b) konkrete Absicht, aber keine Ausführung des Verhaltens und (c) nach konkreter Zielsetzung die Ausführung eines bestimmten Verhaltens	Unmotivierte, Motivierte und Handelnde	Es können diejenigen als „unmotiviert" eingestuft werden, die keine Absicht haben, sich die Hände zu desinfizieren. Als „motiviert" gelten die Mitarbeiter, die die konkrete Absicht haben, sich die Hände leitliniengerecht desinfizieren zu wollen, aber noch kein entsprechendes Verhalten zeigen. Als „Handelnde" lassen sich demnach die Mitarbeiter beschreiben, die compliantes Händehygieneverhalten zeigen.
3. Verhaltensplanung als Mediator zwischen Intention und Verhalten	Postintentionale Verhaltensplanung	Ist ein Mitarbeiter zwar motiviert, sich die Hände zu desinfizieren, setzt dies jedoch nicht immer leitliniengerecht um, wäre es zielführend, konkrete Handlungsabläufe mit potenziellen Stressoren und Ressourcen zu planen.
4. Differenzierung der Verhaltensplanung in zwei Arten	Handlungs- und Bewältigungsplanung	Bei der Handlungsplanung geht es darum, mit dem medizinischen Personal die fünf Indikationen im Detail und hinsichtlich des klinischen Alltags durchzugehen und im Sinne von Wann-, Wo- und Wie-Plänen Händedesinfektionsverhalten festzulegen. Bei der Bewältigungsplanung werden mögliche Barrieren antizipiert und Strategien entwickelt, damit die Händedesinfektion trotz Hindernissen leitliniengerecht durchgeführt werden können.
5. Unterscheidung der Art und Funktion der Selbstwirksamkeitserwartung innerhalb der einzelnen Phasen	Selbstwirksamkeit bzgl. Verhaltensweise, bzgl. Aufrechterhaltung und bzgl. Wiederaufnahme	Die Selbstwirksamkeit von Mitarbeitern ist in allen Phasen im Veränderungsprozess des Händehygieneverhaltens wichtig: Sie sollten die Überzeugung haben, dass sie sich auch dann immer leitliniengerecht verhalten können, wenn sich z. B. andere nicht die Hände desinfizieren, oder wenn das Desinfektionsmittel erst besorgt werden muss.

Laut den grundlegenden Prinzipien ist es sinnvoll, den Prozess der Verhaltensänderung in Phasen zu unterteilen, da sich die Gedanken und Einstellungen von Personen im Laufe dieses Prozesses verändern [135]. In der motivationalen Phase sollte demnach die Absicht von Ärzten und Pflegekräften im Krankenhaus und speziell auf den Intensivstationen im Vordergrund stehen, sich ihre Hände leitliniengerecht zu desinfizieren. Dabei bedeutet leitliniengerecht nach den Empfehlungen der WHO, dass eine Händedesinfektion nach den fünf Indikationsgruppen gegeben ist, und darüber hinaus, dass das Händedesinfektionsmittel mindestens 30 Sekunden und nach bestimmten Einreibetechniken auf den Händen einwirken muss. Ist diese komplexe Zielsetzung, die noch keine konkrete Handlungsplanung impliziert, abgeschlossen, folgt in der volitionalen Phase die Planung des Händehygieneverhaltens. Ärzte und Pflegekräfte desinfizieren sich zu den indizierten Gelegenheiten z. B. vor Patientenkontakt oder nach Kontakt mit infektiösem Material ihre Hände. Lassen sich die Ärzte und Pflegekräfte nach dem HAPA-Verständnis als Unmotivierte beschreiben, geht es darum, den leitliniengerechten Umgang mit der Händehygiene zu fördern, indem das Risiko für eine potenzielle Transmission von Krankheitserreger für den Patienten und für die betreffende Person selbst thematisiert wird. Nach der theoretischen Vorstellung des HAPA-Modells bleibt dies jedoch ohne Kombination mit den beiden anderen Konstrukten – Selbstwirksamkeitserwartung und Konsequenzerwartungen – wirkungslos. Daher ist auch die Darstellung der günstigen Konsequenzen des Händedesinfizierens z. B. in Bezug auf die Vorbildfunktion im Team notwendig. Aus theoretischer Sicht muss zudem die Überzeugung bestehen, dass eine Händedesinfektion auch dann immer möglich ist, wenn z. B. Zeitdruck die Situation erschwert oder Handschuhe getragen werden und ein Handschuhwechsel indiziert ist (s. Tab. 3., 5. verhaltenspsychologischer Grundgedanke). In der zweiten Gruppe beginnen Ärzte und Pflegekräfte damit, für sich Pläne zu entwickeln, wann sie sich bei welcher vollständigen Tätigkeit am Patienten die Hände desinfizieren müssen.

Im Klinikalltag gibt es unterschiedliche Schwerpunkte bei den Tätigkeiten zwischen Ärzten und Pflegekräften. Auf den Intensivstationen sind ärztliche Mitarbeiter vorrangig mit den Visiten beschäftigt. Daher sollten die Ärzte vor den Visiten konkret planen, dass sie sich vor und nach Patientenkontakt die Hände desinfizieren. Pflegekräfte hingegen sollten vor allem die Gelegenheiten und Strukturierungen vor aseptischen Tätigkeiten konkret planen. Im Sinne des 4. verhaltenspsychologischen Grundgedankens lässt sich die Verhaltensplanung noch in die Unterkategorie der Bewältigungsplanung differenzieren, wonach Barrieren identifiziert werden sollten. Für Ärzte könnten das fehlende Kitteltaschenflaschen während der Visiten sein, so dass sie überlegen könnten, an welchen Stellen in den Patientenzimmern die Desinfektionsmittelspender angebracht sind, um sich dann die Hände desinfizieren. Aus diesen Überlegungen ergibt sich die Gelegenheit zur Bewältigungsplanung. So ist aus Ernährungsprogrammen das Vervollständigen eines Tageskalenders bekannt, worin die Teilnehmer ihr persönliches Verhaltensprogramm dokumentieren und anschließend ressourcen- und barrierenorientiert analysieren. Diese Form der Handlungskontrolle stellt sich im Bereich des Händehygieneverhaltens mindestens ebenso kompliziert dar. Würde eine Pflegekraft jedes Mal kontrollieren und dokumentieren, wann eine Händedesinfektion erfolgt bzw. erfolgen müsste, würde sie zeitlich so beanspruchen, dass es im Klinikalltag kaum umsetzbar wäre. Gerade für die Konstrukte Verhaltensplanung und Verhaltenskontrolle scheint es daher bezüglich der Übertragung in den Händehygienekontext noch offene Fragen dazu zu geben, wie einerseits Händehygieneverhalten konkret geplant und andererseits im Anschluss kontrolliert werden kann.

Ein besonderes Augenmerk sollte demnach auf diese Schlüsselstrategien bei der Erklärung des präventiven Händehygieneverhaltens gelegt werden, da davon auszugehen ist, dass eine hundertprozentige Umsetzung der Händehygiene grundsätzlich schwer vorstellbar ist. So ist in Notfallsituationen, in denen z. B. eine schnelle Reanimation erforderlich ist, eine Händedesinfektion vor Patientenkontakt oder vor aseptischer Tätigkeit sicher schwierig. Daraus ergibt sich die Frage, inwieweit man im Händehygienekontext von dem 2. Verhaltenspsychologischen Grundgedanken ausgehen kann. Aus der Verknüpfung der Theorie in den klinischen Alltag würden sich folgende Gruppen ergeben: Eine Gruppe von Ärzten und Pflegekräften, die leitliniengerechtes Händehygieneverhalten nicht beabsichtigen, eine zweite Gruppe, die motiviert ist, entsprechend infektionspräventiv zu arbeiten, dieses jedoch noch nicht umsetzt, und eine dritte Gruppe, die compliantes Händehygieneverhalten zeigt. Empirisch sind auf Basis von Daten verschiedener Compliancebeobachtungen allerdings zwar eine riesige Variationsbreite bekannt [79,83,85-87,], dabei werden jedoch keine Extremwerte, also z. B. 0,0% oder 99,9%, berichtet. Daher ist die Einteilung in *„Unmotivierte"* und *„Handelnde"* im HAPA-Verständnis in diesem Verhaltensbereich möglicherweise nicht gerechtfertigt, sondern folgende Einteilung zielführender: Eine Personengruppe, die zwar handelt und dementsprechend motiviert ist, sich jedoch nicht leitliniengerecht verhält, und eine Gruppe, die leitliniengerecht und daher auch infektionspräventiv handelt, also: *„infektionspräventiv Handelnde"* vs. *„nicht infektionspräventiv Handelnde"* (da nur eine flächendeckende und dauerhaft sequenzielle Desinfektion mit einer Reduktion von nosokomialen Infektionen assoziiert ist [5]).

Sollte im Klinikalltag ein hundertprozentig compliantes Händehygieneverhalten angestrebt werden, würde das voraussetzen, dass ein umfassendes Leitlinienbewusstsein existiert und Ärzte und Pflegekräfte darüber hinaus überzeugt sind, dass das, was sie im Sinne ihrer professionellen Ziele tun, auch wirklich infektionspräventiv ist. Dementsprechend ist es wichtig zu wissen, welche Hygienekenntnisse vorhanden sind und wie stark Ärzte und Pflegekräfte davon überzeugt sind, dass ihre eigene Händehygiene tatsächlich eine präventive Maßnahme darstellt. Gleichzeitig stellt sich die Frage, wie sich solche Überzeugungen auf die entsprechende Motivation zur Compliance auswirken. Im 5. verhaltenspsychologischen Grundgedanken wird die Bedeutung phasenspezifischer Selbstwirksamkeitserwartungen angenommen, die sich für den Händehygienekontext nachvollziehbar übertragen und formulieren lässt.

Es scheint darüber hinaus sehr vielversprechend zu sein, die Konstrukte der Konsequenzerwartung und Risikowahrnehmung ebenfalls in den kontinuierlichen Prozess der Umsetzung leitliniengerechten Händehygieneverhaltens einzubeziehen. Hintergrund für diese Überlegung ist die genauere Betrachtung der Compliance der einzelnen Indikationen (s. S. 27). Demnach gibt es einige Gelegenheiten, die es dem medizinischen Personal *leichter machen*, leitliniengerecht zu handeln, während andere Händedesinfektionsgelegenheiten signifikant häufiger unterlassen werden [86,96-98]. Dabei fällt auf, dass vor allem die Gelegenheiten für den Eigenschutz, also nach Patientenkontakt oder nach Kontakt mit infektiösen Material, besonders leitliniengerecht gehandhabt werden, während Händedesinfektionsgelegenheiten, die im Sinne des Transmissionsrisiko für den Patienten relevant sind, weniger compliant ausgeführt werden. Daraus lässt sich die Vermutung ableiten, dass es innerhalb der eigentlichen Handlungsphase unterschiedliche Überzeugungen und Wahrnehmungen gibt, wann eine Gelegenheit zur Händedesinfektion nützlicher sei als andere, bzw. dass bei der einen ein größeres und bei der anderen ein geringeres Risiko einer Übertragung abgewendet werden kann. Daher soll im Folgenden vor allem der Bereich der subjektiven Risikowahrnehmung näher beleuchtet werden. Möglicherweise ergibt sich durch die Betrachtung aller Konstrukte der motivationalen Phase eine hygienespezifische Erweiterung des HAPA-Modells. Während die Risikowahrnehmung von Menschen im privaten Kontext nur am Anfang der Motivationsphase erforderlich ist, um sich beispielsweise gesünder zu ernähren, könnte die Bewertung der Risikowahrnehmung im professionellen Kontext häufiger (also auch späteren Phasen) eine Rolle spielen. Im Händehygienekontext könnte je nach Situation neu bewertet werden, ob das präventive Verhalten vorrangig für den Eigenschutz, den Patienten oder gleichrangig sowohl für sich selbst als auch für den Patienten dienlich sein soll. Daher wird im Folgenden die subjektive Risikowahrnehmung ausführlich beschrieben.

2.3 Subjektive Risikowahrnehmung und das Konzept Risiko
2.3.1 Das Konstrukt „Subjektive Risikowahrnehmung"

Die wissenschaftliche Betrachtung der subjektiven Risikowahrnehmung von Menschen ist mittlerweile Gegenstand einer Vielzahl von Disziplinen. Dabei wird die Risikoforschung vor allem in den Bereichen der Gesundheitspsychologie, der Soziologe und angrenzender Disziplinen wie den Kommunikationswissenschaften vertreten. Bereits in den 1970er Jahren gab es in der psychologischen Forschung empirische Untersuchungen zu den Einflussfaktoren der subjektiven Risikowahrnehmung [46]. Aus dieser Zeit ist besonders der psychometrische Ansatz der *Oregon-Gruppe* um Paul Slovic hervorzuheben [136]. Im Bereich der Gesundheitspsychologie wurde die Risikowahrnehmung als Erleben der eigenen Verwundbarkeit als Grundvoraussetzung zur Motivation gesundheitlichen Handelns postuliert [46]. Auch in dem in den 50er Jahren entwickelten Modell gesundheitlicher Überzeugungen (Health Belief-Model [137]) stellt die Risikowahrnehmung einen wichtigen Einflussfaktor auf das Gesundheitsverhalten dar [22]. Die wahrgenommene Bedrohung der eigenen Gesundheit setzt sich demnach aus der subjektiven Einschätzung des Schweregrades einer Krankheit und der subjektiv wahrgenommen Eintrittswahrscheinlichkeit einer Erkrankung („Vulnerabilität") zusammen [138]. Auch in anderen Modellen zum Gesundheitsverhalten wird die subjektive Risikowahrnehmung als eine notwendige, wenn auch nicht hinreichende Einflussgröße im Motivationsprozess konzeptualisiert [132]. Nach der Annahme dieser Modelle müssen Menschen erst eine Bedrohung ihrer eigenen Gesundheit wahrnehmen, um eine Absicht zum präventiven Handeln entwickeln zu können [22].

Diese zunächst nachvollziehbare Annahme stellt bei genauerer Betrachtung ein komplexes Problem dar. Das Phänomen der Risikowahrnehmung besteht darin, dass einerseits relativ unbedeutende Risiken überschätzt und andererseits zum Teil schwerwiegende Risiken unterschätzt oder sogar negiert werden. So haben zahlreiche Studien gezeigt, dass Menschen ihre persönliche Wahrscheinlichkeit für das Eintreffen einer Gefahr oftmals unterschätzen [42-44]. Vor allem die Untersuchungen von Weinstein (1980) sind in diesem Kontext hervorzuheben [139]. Er konnte mittels Befragungen darstellen, dass Menschen dazu neigen, ihr eigenes Risiko im Vergleich zum Durchschnitt geringer einschätzen. Da der Durchschnitt nicht unterdurchschnittlich gefährdet sein kann, schätzen Menschen folglich ihr Risiko im Vergleich zu ihren Peers unrealistisch optimistisch ein [46]. Mittlerweile gibt es zahlreiche Untersuchungen zum optimistischen Fehlschluss, in denen das Phänomen für verschiedene Erkrankungen als Vergleichsrisiko repliziert wurde [ebd.]. Hintergrund für die Forschungsfrage des optimistischen Fehlschlusses – vor allem im Bereich der Gesundheitspsychologie – ist die Annahme, dass die unrealistische Risikowahrnehmung eine zentrale Ursache für die Unterlassung präventiven Handelns sein kann. Allerdings gab es bisher wenig erfolgsversprechende Ansätze, die zu einer deutlichen Reduzierung des optimistischen Fehlschlusses führten. Offensichtlich ist jedenfalls, dass es Unterschiede in der Wahrnehmung darüber gibt, was als risikoreich empfunden wird und was nicht. Bedenkt man dabei den immer größeren risikobezogenen Informationsfluss aus verschiedenen Quellen mit teilweise widersprüchlichen Inhalten, wird deutlich, dass eine realistische Risikoeinschätzung sowohl für Experten als auch Laien immer komplexer wird [140]. Obwohl man ursprünglich von der These ausgegangen ist, dass sich die Unterschiede vorrangig zwischen Experten und Laien finden lassen würden, zeigten z. B. Meadow & Sunstein (2001), dass auch Ärzte Risiken verzerrt wahrnehmen [45]. Folglich ist es nicht nur der Faktor der Aus- und Weiterbildung, von der die subjektive Risikowahrnehmung abhängig ist. Weitere Faktoren, die die Risikowahrnehmung beeinflussen, werden im Rahmen dieser Arbeit noch beschrieben (s. u.).

Zuvor folgen jedoch die Darstellung der Ziele und die Bedeutung der Erforschung dieses Themenbereichs.

2.3.1.1 Bedeutung der Forschung zur Risikowahrnehmung

Im Mittelpunkt der Erforschung der Risikowahrnehmung steht die Analyse der Faktoren, die die Wahrnehmung von Risiken beeinflussen. Auf Grundlage dieser Erkenntnisse können dann Konzepte zur effektiven Risikokommunikation entwickelt werden. Im Vorfeld geht es also um die Beschreibung der kognitiven und bewertenden Strukturen des Konzeptes *Risiko*. In diesem Kontext konnte gezeigt werden, dass die subjektive Bewertung von Risiken systematisch von verschiedenen qualitativen Aspekten abhängt [42-44]. Die Risikoforschung differenziert demnach das Risikokonzept in das *subjektive* oder *intuitive* Risikoverständnis von Laien gegenüber *objektiven* Risikoabschätzungen von Experten [140]. Gerade bei Einschätzungen zu technischen Gefahrenquellen lassen sich diese Unterschiede in der Risikowahrnehmung deutlich zeigen [141]. Laien lassen sich bei ihrer Risikowahrnehmung durch die *Schrecklichkeit, Kontrollierbarkeit* oder *Bekanntheit* einer Gefahr beeinflussen, wohingegen Ärzte, die zu der Expertengruppe gehören, sich bei der Einschätzung von Risiken eher an der Anzahl der Todesfälle in einem bestimmten Zeitraum orientieren [142,142] (wiewohl beides nicht zwingend ausschließt, dass die resultierenden Risikoeinschätzungen verzerrt sind).

Vor dem Hintergrund der erwähnten Schwierigkeiten, die durch die unterschiedlichen Risikowahrnehmungen zustande kommen, ergeben sich folglich zwei wesentliche Aufgaben innerhalb der Risikoforschung: (1) die Aufklärung darüber, welche Informationen dazu führen, dass Menschen eine (gesundheitliche) Gefahr überhaupt wahrnehmen, und (2) das Verständnis dazu, welchen Beitrag die Risikokommunikation in diesem Kontext leisten kann. Dabei geht es zusätzlich um Transparenz und Aufklärung. Diese notwendige Aufklärung ist vor allem für den Bereich der präventiven Gesundheitsförderung relevant. Anhand epidemiologischer Schätzungen der WHO in Bezug auf Morbidität und Mortalität lässt sich zeigen, dass inzwischen mehr als 60% aller weltweiten Todesfälle durch Erkrankungen verursacht werden, deren Genese durch überwiegend gesundheitsschädliches Verhalten mit(verursacht) wird [141]. Als individuell mitverursachendes Risikoverhalten wird dabei z. B. der Tabakkonsum, missbräuchlicher Alkoholgenuss und der übermäßige Verzehr cholesterin- oder zuckerhaltiger Lebensmittel gesehen. Diese und vergleichbare Faktoren machen laut WHO nahezu die Hälfte aller Krankheiten und mehr als 50% aller kardiovaskulären Erkrankungen innerhalb der Industrieländer aus [144]. Dementsprechend wurde das individuelle Risiko- und Gesundheitsverhalten bei der und Implementierung von Gesundheitsprogrammen in den Mittelpunkt gerückt [141].

Um der zweiten Aufgabe gerecht zu werden, forderte die WHO eine umfassende Risikokommunikation. Bei dieser Maßnahme zur Veränderung von Risiko- und Gesundheitsverhalten soll die Kommunikation über Risiken den allgemeinen Wissensstand verbessern. In erster Linie geht es um Information über Risiken und deren wissenschaftlichen Grundlagen [140]. Das zweite Anliegen der Risikokommunikation ist die Förderung präventiver Maßnahmen, die ohne die Kenntnis über eventuelle Risiken nicht ausreichend möglich wären. Wer über potenzielle Risiken aufgeklärt ist, kann diese als eine notwendige Bedingung sehen, eine Verhaltensänderung zu initiieren [145]. Ein weiteres Ziel der Risikokommunikation ist es, Konflikte über Umwelt- oder Gesundheitsrisiken zu entschärfen. Auch die Krisenkommunikation, mithilfe derer Informationen zum Verhalten bei Notfällen und Katastrophen übermittelt wird, gehört dazu. Mit diesen zentralen Zielen leistet die WHO einen entscheidenden Beitrag im Rahmen von präventiven und medizinischen Interventionen und sorgt für ein neues Verständnis der Risikowahrnehmung [144]. Dieses Verständnis haben auch medizinische Konsensuskonferenzen wie z. B. die Cochrane Collaboration Review Group in die gemeinsame Entscheidungsfindung von Arzt und Patient integriert und dabei die subjektiven Risikokonzepte als zentralen Bestandteil hervorgehoben („shared decision making" [146,147]). Gerade am Anfang von Arzt-Patienten-

Interaktionen spielt es eine wichtige Rolle, wie der Patient sein Risiko wahrnimmt. Besteht z. B. nach der „Diabetes Mellitus"-Diagnose kein Risikobewusstsein, eines Tages z. B. einen Schlaganfall erleiden zu können, falls sich der eigene Lebensstill nicht ändert, so wird er sicherlich weniger motiviert sein als ein Patient, der das Risiko dafür höher einschätzt. Verschiedene Einflussfaktoren können zu diesen Unterschieden in der subjektiven Risikowahrnehmung führen. Im nächsten Abschnitt sollen diese genauer erörtert werden.

2.3.1.2 Einflussfaktoren auf die subjektive Risikowahrnehmung

Bei der Analyse der Einflussfaktoren auf die subjektive Risikowahrnehmung ist vor allem darauf zu fokussieren, (1) welche Art von Risiko (2) von wem (3) und auf Basis welcher Informationsquelle wahrgenommen wird. Daraus lassen sich drei Kategorien bilden, die innerhalb dieses Kontextes einzeln betrachtet werden: die Risikocharakteristik, die Eigenschaften des Risikowahrnehmenden und entsprechenden Situationen sowie die inhaltlichen Aspekte der Risikokommunikation.

Risikocharakteristik

Anders als im alltäglichen Sprachgebrauch, der „Gefahr" und „Risiko" häufig synonym verwendet, wird „Risiko" in der Wissenschaft als ein Erwartungskonzept konzeptualisiert [148]. Das Risiko bezieht sich auf künftige schädigende Ereignisse, die z. T. jedoch durch aktiven Einfluss noch veränderbar sind. Dementsprechend kommt es darauf an, das Ausmaß an Möglichkeiten zur Veränderung zu bestimmen. Dabei lassen sich zwei Kernelemente unterscheiden: Zum einen die Unsicherheit über zukünftige Zustände und zum anderen der negative Zustand als eine mögliche Konsequenz einer „falschen" oder unterlassenen Handlungsoption [149]. Neben der Bestimmung der Eintrittswahrscheinlichkeit eines Risikos und dem damit verbundenen Schadensausmaß werden dabei noch eine Reihe weiterer Informationen genutzt, um Risiken zu charakterisieren und bewerten [145]. So wird davon ausgegangen, dass unbekannte

Risiken oft risikoreicher beurteilt werden als bekannte Risiken. Die Gesundheitsrisiken durch fettreiche Ernährung sind seit Jahren bekannt und werden häufiger als weniger risikoreich eingeschätzt, Gesundheitsrisiken im Zusammenhang mit genetisch modifizierten oder bestrahlten Lebensmitteln hingegen als bedrohlicher [150]. Interessant ist dabei, dass die Unkenntnis und Unsicherheit das Risikobewusstsein aktiviert, während Bekanntheit und Kenntnis die Risikowahrnehmung scheinbar relativiert [145].

Ein weiterer Faktor, der die Risikowahrnehmung beeinflusst, ist die Anzahl der vom Risiko betroffenen Personen. Wenn viele Menschen gleichzeitig z. B. durch Pandemien bedroht sind, steigt die Risikowahrnehmung [141]. Bei der Einschätzung spielt demnach die Einstufung des vorhandenen Katastrophenpotenzials des Sachverhalts eine wichtige Rolle. Vor allem ist dabei die Gleichzeitigkeit entscheidend. So treten Schäden oder Todesfälle z. B. durch übermäßigen Alkoholkonsum zeitlich und räumlich verteilt auf, was bei der Bewertung des Ausmaßes des Schadens zu einer insgesamt weniger katastrophalen Interpretation führt. Das niedrig bewertete Katastrophenpotenzial ist somit eine Erklärung für die systematische Unterschätzung zahlreicher gesundheitlicher Risikoverhaltensweisen [145].

Daneben wird die wahrgenommene Kontrollierbarkeit in diesem Zusammenhang als Einflussfaktor diskutiert. In einer europaweiten Befragung wurde gezeigt, dass der Großteil der Bevölkerung besorgt über Pestizidrückstände in Lebensmitteln ist, während sich weniger als ein Drittel über unzureichende Küchenhygiene zu Hause Gedanken machen [151]. Berücksichtigt man, dass Lebensmittelvergiftungen aufgrund unzureichender Küchenhygiene zu den häufigsten lebensmittelbedingten Erkrankungen in Europa gehören [152], wird der Fehlschluss in der Risikowahrnehmung deutlich. Das geringe Ausmaß an Besorgnis ist mit der Kontrollierbarkeit in den eigenen vier Wänden assoziiert. Während der Verbraucher keinen Einfluss auf die hygienischen Bedingungen bei der Lebensmittelherstellung hat, *könnte* er im eigenen Haushalt hygienisch so handeln, wie es ihm möglich ist. Die wahrgenommene persönliche Kontrolle stellt somit einen weiteren Einflussfaktor dar [145].

Schließlich ist ein weiterer Einflussfaktor, ob Risiken freiwillig eingegangen werden, wobei in diesem Fall von einer Unterschätzung auszugehen ist. Bei der Freiwilligkeit stellt zudem die Differenzierung zwischen Entscheidern und Betroffenen eine wichtige Bedingung dar [153]. Für die Bewertung eines Risikos ist ausschlaggebend, ob man das Risiko selbst verursacht hat oder ob es die Folgen von riskanten Entscheidungen eines anderen sind, die eine Person zu einem Betroffenen machen [ebd.]. Um auf das vorangegangene Beispiel zurückzukommen: Man kann sich bewusst für oder gegen eine exakte Küchenhygiene entscheiden, während man als Verbraucher von Lebensmitteln eher als Betroffener der Gefahr durch potenzielle Pestizidrückstände in Lebensmitteln ausgesetzt ist. Hinzu kommt, dass freiwillig eingegangene Risiken häufig nicht als solche empfunden werden.

Unabhängig davon, ob eine bewusste Entscheidung für ein Risikoverhalten getroffen worden war oder nicht, hängt die Reaktion auf Risiken zudem auch von der Einstufung der Risikosituation ab [145]. Im nächsten Abschnitt werden die unterschiedlichen Risikosituationen dargestellt.

Eigenschaften von Risikowahrnehmenden und von Schadenssituationen

Schadenssituationen, in denen eine Person das Risiko für sich bewertet, lassen sich in akute und potenzielle Situationen differenzieren [154]. Die Merkmale der jeweiligen Schadenssituation haben Auswirkungen auf das entsprechende Ausführen einer Handlung bzw. das Unterlassen einer entsprechenden Reaktion. In Tab. 4 werden die unterschiedlichen Merkmale gegenübergestellt. Dabei wird deutlich, dass der akute Schadensfall, der als ein unerwartetes Ereignis beschrieben werden kann, deutlich reaktiveres Verhalten und höheres Stressempfinden hervorruft als der potenzielle Schadensfall.

Tabelle 4: Charakteristiken der akuten und potenziellen Schadenssituation nach Renner [154]

	Akute Schadenssituation	Potenzielle Schadenssituation
Merkmale	• Unerwartete und plötzliche Konsequenz einer Handlungsoption • Minimierung der negativen Konsequenz erfordert unmittelbares Verhalten • Prozess ist durch hohes Stresserleben gekennzeichnet	• Noch keine sichtbare Konsequenz einer Handlungsoption • Für die Vermeidung des Eintretens eines Schadenfalls erfordert es dennoch nachhaltiges präventives Verhalten • Die Stressbelastung ist in diesem Kontext geringer
Verhalten	• Reaktiv • Ausgeprägte Emotionen wie Angst und Furcht • Erhöhte und fokussierte Aufmerksamkeit auf die Situation • Hohe Motivation negative Folgen zu verändern • Intuitive Reaktionen • Heuristische Informationsverarbeitung • Routinen, habituelles Verhalten	• Präventiv (prospektiv) • Keine ausgeprägten Emotionen • Geringe Aufmerksamkeit innerhalb der gesamten Risikosituation • Geringe Motivation Risikoverhaltensweisen zu ändern • Rationale Reaktionen • Systematische Informationsverarbeitung • Neues Verhalten/ Verhaltensunterlassung

Vergleicht man den potenziellen mit dem akuten Schadensfall, zeigt sich bei letzterem, dass es bei dem Risikowahrnehmenden zu einer unerwarteten Bedrohung kommt, die ein schnelles Handeln erfordert. Diese Reaktion muss dabei über die gewohnten Handlungsroutinen hinausgehen und kann bei extremer Bedrohung auch davon abweichen. Durch das schnelle Reagieren aus der bekannten „Komfortzone" heraus führt der akute Schadensfall immer auch zu einer belastenden Stresssituation, die negative Emotionen auslösen kann. Zugleich steigen auch die Aufmerksamkeit und der Informationsbedarf. Um die akute Bedrohung abwenden zu können, muss in relativ kurzer Zeit eine Strategie angewandt werden, die für diese Krisensituation vorgesehen ist. In diesem Kontext bekommt die Krisenkommunikation eine besondere Bedeutung. Die Informationen, die in solchen Akutsituationen vermittelt werden, verarbeiten die Beteiligten oftmals nur intuitiv und heuristisch [ebd.]. Es geht demnach darum, die Informationen anhand von vergleichsweise einfachen Entscheidungsregeln und Kontextfaktoren zu bewerten. Quantitative Informationen helfen, eine solche Situation reflektieren und sich gleichzeitig auch durch die erhöhte Motivationslage schützen zu können. Es geht weniger darum, die Handlungskonsequenzen gewissenhaft abzuwägen, sondern vielmehr Verhalten abzurufen, das auf Routinen basiert. Dem gegenüber fällt auf, dass die Motivation zum präventiven Handeln bei potenziellen Schadensituationen geringer wahrgenommen wird. Auch ist die emotionale Beteiligung geringer, wenn lediglich eine potenzielle Risikosituation wahrgenommen wird.

Neuere Ansätze der Risikowahrnehmung berücksichtigen neben der Beschreibung der Risikosituation auch vermehrt Emotionen als Einflussfaktoren [141]. Der Vorteil der Einbeziehung emotionaler Prozesse ist, dass damit erklärt werden kann, warum Menschen Gefahrenquellen überschätzen, die mit Verlusten oder Todesfällen verbunden, aber objektiv betrachtet sehr unwahrscheinlich sind. Hierfür wurden z. B. die Erkenntnisse aus einer Befragung mit einer medizinischen Berufsgruppe herangezogen [155]. Die dort teilnehmenden Ärzte und Pflegekräfte gaben an, dass sie relativ geringe Schutzmaßnahmen zur Verhinderung einer Hepatitis-B Infektion im Klinikalltag treffen. Ging es hingegen um die Vermeidung einer HIV-Infektion, wurden massive Vorkehrungen getroffen. Folglich ist davon auszugehen, dass Menschen eine ausgeprägte Furcht vor Erkrankungen mit einem tödlichen Verlauf haben. Die Dimension der Furcht führt dazu, dass die subjektive Risikowahrnehmung in erster Linie auf der Bewertung der tödlichen Konsequenz beruht, während die objektiven Informationen zur Infektionswahrscheinlichkeit nur geringfügig in den Bewertungsprozess einbezogen wird [141].

So individuell Emotionen zu bestimmten Risiken sein können, so interindividuell unterschiedlich können auch Risikobeurteilungen sein. Es gibt keine einheitliche Risikowahrnehmung durch bestimmte Personengruppen [145]. Vielmehr lassen sich Besonderheiten nach soziodemografischen Merkmalen bestimmen. So sind vor allem Frauen und ältere Menschen eher dazu geneigt, ihr Risiko höher einzuschätzen [156,157]. Darüber hinaus sind sozialer Status, Schulabschluss und politische Weltanschauung mögliche Einflussfaktoren [145].

Für das Verständnis von Unterschieden in der Beurteilung und Akzeptanz von Risiken zwischen verschiedenen Personengruppen sind die beschriebenen Ergebnisse hilfreich. Auch das Vorwissen und der Informationsbedarf dieser Personengruppen wird bei der Erklärung der systematischen Unter- und Überschätzungen als gleichermaßen wichtig beurteilt [141]. Allerdings kann auch eine verständliche Erläuterung potenzieller Risiken dazu führen, dass die Risikowahrnehmung verzerrt ist. Hierfür gibt es ebenfalls eine Vielzahl von Gründen. Ein möglicher Grund kann sein, dass die Risikokommunikation zu allgemein gehalten wird [ebd.]. Risiken, die für die Allgemeinheit gelten, müssen nicht zwangsläufig für die eigene Person gelten und für sich selbst akzeptiert werden. Eine allgemein formulierte Kommunikation bezüglich gesundheitlicher Risiken kann somit erfolglos sein, wenn die Adressaten keinen Selbstbezug zur Informationen herstellen. In diesem Zusammenhang tritt häufig das Phänomen „It won't happen to me" auf – der sogenannte optimistische Fehlschluss, wonach eher „die anderen" von Gesundheitsrisiken betroffen sein werden [158]. Diese Fehleinschätzung, die auf sozialen Vergleichsprozessen beruht, soll im nächsten Abschnitt erläutert werden.

2.3.1.3 Optimistischer Fehlschluss

Bei Einschätzungen der Eintrittswahrscheinlichkeit einer Gefahr bzw. einer Erkrankung zeigt sich, dass Menschen eine Tendenz dazu haben, diese Wahrscheinlichkeit zu unterschätzen [158]. Sie glauben demnach, dass sie weniger verwundbar sind als andere Menschen. Diese Fehleinschätzung des eigenen Risikos wird als *optimistischer Fehlschluss* [ebd.] oder *unrealistischer Optimismus* [139] bezeichnet. Eine weitere Bezeichnung ist *komparativer unrealistischer Optimismus* [159], der den Aspekt des sozialen Vergleichs betont. In dieser Arbeit wird die Bezeichnung *optimistischer Fehlschluss* verwendet.

Diese unrealistische Risikoverzerrung konnte bereits in über 200 Untersuchungen für verschiedene Krankheitsbilder wie Herz-Kreislauf-Erkrankungen oder unterschiedliche Risikoverhaltensweisen wie Nikotinabusus oder ungeschütztes Sexualverhalten nachgewiesen werden [141]. Die kognitive Risikoverzerrung lässt sich an dem klassischen Beispiel des „Kettenrauchers" erklären: Fragt man Betroffene nach ihrem Krebsrisiko, wollen diese häufig nicht wahrhaben, dass das persönliche Risiko höher ist als das eines durchschnittlichen Rauchers. Demnach neigen sie zu kognitiven Verzerrungen. Dieser Effekt lässt sich sowohl bei jungen als auch bei alten Menschen gleichermaßen darstellen [160]. Neben der Tatsache, dass Gesundheitsrisiken einem optimistischen Fehlschluss unterliegen, zeigen sich innerhalb der einzuschätzenden Risikobereiche deutliche Unterschiede. Es konnte in den Studien von Weinstein gezeigt werden, dass zum Tode führende Krankheiten unrealistisch optimistisch wahrgenommen werden, wohingegen die Eintrittswahrscheinlichkeit für nicht-letale Krankheiten realistischer oder sogar überdurchschnittlich hoch eingeschätzt werden [139,161,162].

Ein weiterer Einflussfaktor auf die Risikowahrnehmung ist, dass die Einschätzungen umso optimistischer ausfallen, je stärker die Unähnlichkeit mit einer anderen gefährdeten Person eingeschätzt wird. Bei schwerwiegenden oder zum Tode führenden Krankheiten ist die Wahrnehmung der Ähnlichkeit mit den Peers am geringsten und dementsprechend die Tendenz der Verzerrung am stärksten [8]. Dieser Sachverhalt wurde auch in einer Untersuchung von Lek und Bishop gezeigt [163]. Dort wurden Studenten u. a. gebeten, ihre Risikoeinschätzung zu verschiedenen Krankheiten in Bezug zu ihren Peers abzugeben. Von insgesamt elf vorgegebenen Krankheitsbildern konnte für acht Krankheiten diese Tendenz der kognitiven Verzerrung nachgewiesen werden. Während das Risiko für eine Erkrankung des Magendarmtraktes als durchschnittlich wahrgenommen wurde, war die optimistische Fehleinschätzung bei einer HIV-Infektion am stärksten ausgeprägt. Bevor die kognitiven und motivationalen Ursachen einer solchen unrealistischen Verzerrung beschrieben werden, erfolgt eine kurze Darstellung der Erhebungsmöglichkeit des optimistischen Fehlschlusses.

Es gibt mehrere Möglichkeiten, dieses Phänomen zu erfassen (s. Tab. 5). Der direkte Weg der Erfassung ist die Methode von Weinstein [139]. Dabei werden die Probanden gebeten, eine Einschätzung ihrer eigenen Verwundbarkeit im Vergleich zu ihren Peers vorzunehmen, d. h. also im Vergleich zu einer durchschnittlichen Person gleichen Alters und Geschlechts. Um von einem optimistischen Fehlschluss sprechen zu können, müssen die Befragten im Vergleich zu ihrer Altersgruppe eine unterdurchschnittliche Vulnerabilität wahrnehmen. Daneben schlugen Perloff und Fetzer (1986) eine indirekte Vorgehensweise vor [164]. Dabei werden zwei getrennte absolute Risikobewertungen erfragt, die sich auf das eigene Risiko und auf das Risiko der anderen Bezugsgruppe richten. Wie aus Tab. 5 entnommen werden kann, ist auch hier für den statistischen Nachweis eines optimistischen Fehlschlusses wichtig, dass im Mittel das eigene Risiko geringer bewertet wird als das der Peers.

Tabelle 5: Methoden der Erhebung des optimistischen Fehlschlusses

	Direkte Methode nach Weinstein (1980)	Indirekte Methode nach Perloff und Fetzer (1986)
Erhebungsitem	„Wenn ich mich mit anderen Personen meines Alters und Geschlechts vergleiche, dann ist mein Risiko, irgendwann einmal eine Erkrankung X zu erleiden, … • wesentlich unter dem Durchschnitt (-3) • durchschnittlich (0) • wesentlich über dem Durchschnitt (+3)	*Eigenes Risiko* „Mein Risiko, irgendwann einmal eine Erkrankung X zu erleiden, ist, … • sehr gering (1) • mittel (4) • sehr hoch (7) *Fremdes Risiko* „Das Risiko, dass eine durchschnittliches Person meines Alters und Geschlechts irgendwann einmal eine Erkrankung X erleidet, ist, … • sehr gering (1) • mittel (4) • sehr hoch (7)
Statistischer Nachweis	Signifikante negative Abweichung des Mittels von Null	Mittlerer Differenzwert (= eigenes Risiko – fremdes Risiko) ist negativ und signifikant von Null verschieden

Die Methode von Perloff und Fetzer hat den Vorteil, dass Veränderungen der komparativen Risikoeinschätzung genauer analysiert werden können. Demnach kann nach der Einschätzung eines Risikos festgestellt werden, ob sich durch entsprechende Informationen die Risikobewertung für die eigene Person oder für die Vergleichsgruppe innerhalb eines Zeitraums verändert. Diese Verlaufsdarstellung ist bei der direkten Methode nicht möglich.

Die Beschreibung und die Erfassung dieser Tendenz allein reicht nicht aus, um das Phänomen des optimistischen Fehlschlusses erklären zu können; zusätzlich ist eine Analyse der kognitiven und motivationalen Einflussgrößen notwendig. So kann der optimistische Fehlschluss eine Reihe von Ursachen haben. Einerseits können Einschätzungen auf fehlerhaften Informationen beruhen [140,145], anderseits können bewusste oder unbewusste Tendenzen ursächlich für eine Verzerrung sein [141].

Gerade wenn es um Bedrohungen oder Gesundheitsrisiken geht, spielt die Angstabwehr eine genauso entscheidende Rolle wie das Bedürfnis nach Selbstschutz [140]. Dieses defensive Verhalten ist in erster Linie funktional und stellt sicher, dass Menschen nicht ständig über potenzielle Risiken grübeln, sondern spontan handeln. Allerdings nützt der optimistische Fehlschluss nur kurzfristig. Auf lange Sicht gesehen kann diese kognitive Verzerrung zu hohen Kosten und unter Umständen auch zu krankheitsbedingten Schmerzen führen, die bei einer realistischeren Einschätzung eventuell vermeidbar gewesen wären [ebd.]. Dieser Umstand bestärkt das Forschungsinteresse vor allem deshalb, weil man der Annahme ist, dass dies ein Ansatzpunkt sein könnte, warum Menschen sich nicht immer präventiv verhalten [8].

Die beschriebenen Punkte ergeben in ihrer Gesamtheit eine wichtige Erklärung dafür, warum präventive Interventionen oftmals scheitern und somit auch keinen hinreichenden Einfluss auf die Veränderung einer gewohnten Risikoverhaltensweise haben. Entweder der Gedanke, sich schützen zu müssen, besteht aufgrund fehlerhafter Informationen gar nicht, und damit die Einstellung, nicht verwundbar zu sein – oder es erfolgen auf Basis der Neigung, sein eigenes Risiko gegenüber anderen Menschen geringer wahrzunehmen, Rechtfertigungen mit dem optimistischen Fehlschluss sozusagen als geeignetem Argument für unterlassene präventiven Handlungen. Darüber hinaus kann auch die zugeschriebene Bedeutung für die Person selbst gesehen werden. Dabei stellen sich Betroffene z. B. die Frage: „Wie wichtig ist es für mich selbst oder für andere (z. B. Familie), mich vor Krankheitserregern zu schützen?". Wird der Situation keine Relevanz zugeschrieben, ist es unwahrscheinlich, dass die betreffende Person aktiv präventiv handelt. Geht es der Person jedoch über das eigene Wohl hinaus auch um das Patientenwohl, bekommt die zugeschriebene Bedeutung einen altruistischen Charakter [165].

Bei der gesamten Interpretation wird deutlich, dass vor allem die Randbedingungen, die bei einer Risikowahrnehmung vorherrschen, oft unbekannt und situationsbedingt bei jeder Person anders sein können. Folglich sollte die subjektive Risikowahrnehmung nicht nur als Determinante des Gesundheitsverhaltens betrachtet werden, sondern selbst Gegenstand von Erklärungsmodellen sein [8]. In diesem Zusammenhang könnte die Frage nach den Faktoren, die eine systematische Unter- oder Überschätzung des eigenen Risikos bedingen, ebenso von Interesse sein, wie die Einbettung der Risikowahrnehmung in die motivationale Phase des HAPA.

2.3.2 Risikowahrnehmung im HAPA-Verständnis

Wie bereits im Abschnitt 2.2.1 zur motivationalen Phase des HAPA-Modells beschrieben, ist die subjektive Risikowahrnehmung dort ein wichtiges Konstrukt. Es besteht aus psychologischer Perspektive ein Unterschied, ob ein Risikoverhalten allgemein bewertet wird oder ob es um die realistische Einschätzung des eigenen Risikos geht [141]. Hierzu wurde in vorherigen Ausführungen gezeigt, dass die Gesundheitspsychologie die subjektive Risikowahrnehmung u. a. als einen Ausgangpunkt zum präventiven Handeln sieht. Dafür gilt allerdings eine entscheidende Voraussetzung: Für die Einschätzung eines

Risikos muss zunächst ein Risiko *für sich selbst* wahrgenommen werden. Ist aus Unkenntnis gar kein Risikobewusstsein vorhanden, kann auch keine subjektive Risikowahrnehmung erfolgen. Besteht allerdings die Kenntnis über ein entsprechendes gesundheitliches Risiko, kann riskantes Verhalten auch als solches wahrgenommen werden. Trotz vorhandener Kenntnisse zu bestimmten Risiken konnte vielfach gezeigt werden, dass Menschen dennoch gesundheitsschädliches und riskantes Verhalten zeigen [166]. Die Ursachen für diese „Trotzdem-Entscheidungen" werden mithilfe des HAPA-Modells analysiert. Innerhalb dieses Modells beruht die subjektive Risikowahrnehmung auf persönlichen Einschätzungen und Bewertungen des Schweregrades einer Krankheit sowie der empfundenen Vulnerabilität [8]. Dabei kann die eigene Verwundbarkeit auch als eine spezielle Konsequenzerwartung verstanden werden. Die Annahme dabei ist, dass es sich um Kontingenzen der aktuell zu bewertenden Ausgangssituation im Zusammenhang mit dem bisher gewohnten Verhalten handelt. Ein Beispiel dabei könnte die Einschätzung sein: Wenn sich eine Person weiterhin so gesundheitsschädlich verhält, wird sie eines Tages mit einer bestimmten Wahrscheinlichkeit eine Krankheit bekommen. Die Einsicht, die sich aus dem Verständnis des Zusammenhangs zwischen dem eigenen Verhalten und der Förderung der Gesundheit ergibt, ist dabei ein notwendiger Schritt im Prozess der Verhaltensänderung [135].

Im Rahmen der Händehygienethematik geht es jedoch nicht zwangsläufig um die eigene Gesundheit, und auch nur im weiteren Sinne um die eigene Verwundbarkeit. Es geht vielmehr darum, dass die Mitarbeiter das Risiko für eine potenzielle Erregerübertragung im Krankenhaus wahrnehmen. Wie Abb. 6 zeigt, *müsste* den entsprechenden Akteuren die Kausalität klar sein, dass durch unterlassene Händehygiene eine Erregerübertragung möglich ist (1. Stufe – Kontamination) und sich daraus bei dem Patienten eine nosokomiale Infektion entwickeln kann (2. Stufe – Infektion). Fehlende Händedesinfektion bei aseptischen

Tätigkeiten wie z. B. eine Manipulation am Beatmungssystem können somit für den Patienten fatale Folgen haben.

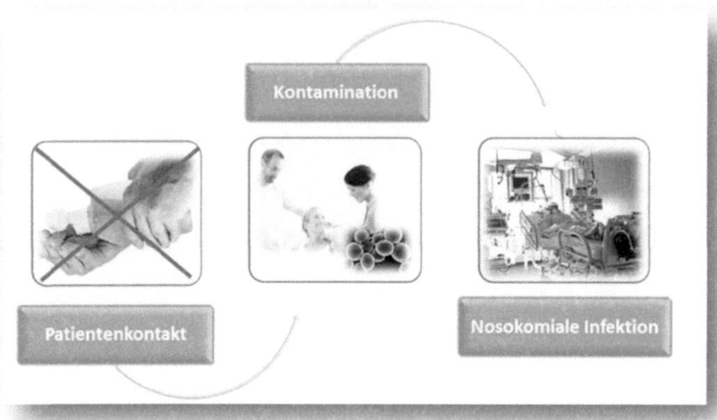

Abbildung 6: Konsequenzen von händehygienischer Non-Compliance im Krankenhaus

Allerdings ergeben sich aus diesem hygienischen Fehlverhalten keine direkten Konsequenzen für den Mitarbeiter. Es kommt weder zu dem augenscheinlichen Eintreten einer Infektion (kausaler Zusammenhang), noch ist ein direkter Rückschluss auf die eine unterlassene Händedesinfektion möglich (im Sinne von Schuld- und Sanktionsfragen). Angesicht der bestehenden Hygieneproblematik ergibt sich die Überlegung, inwieweit die subjektive Risikowahrnehmung in diesem Rahmen – im theoretischen Sinne – erweitert werden müsste:

- subjektive Risikowahrnehmung für sich selbst
- subjektive Risikowahrnehmung für die Umwelt (privat o. im betrieblichen Kontext)

Durch die Stratifizierung der Compliance-Daten nach den fünf Indikationen konnte gezeigt werden, dass Unterschiede zwischen den Tätigkeiten und der damit wahrgenommenen Erregerübertragung gibt. Die Compliance war höher, wenn es um den Eigenschutz ging (nach Patientenkontakt) [86]. Die erste Frage, die sich in diesem Kontext ergibt, ist: *Wie wichtig ist Händedesinfektion für mich selbst?* (erweiterte positive Konsequenzerwartung für sich selbst: Wenn

Händehygiene, dann Schutz für mich selbst?!). Dann stellt sich die Übertragung für die zu betreuenden Patienten ein: *Wie wichtig ist mein eigenes infektionspräventives Verhalten, um den Patienten vor einem potenziellen Risiko zu schützen?* (positive Konsequenzerwartung für die Umwelt im Sinne der hippokratischen Arztrolle: Wenn Händehygiene, dann Schutz für meinen Patienten?!). Eine weitere Abstufung wäre z. B. auch denkbar, wenn die Relevanz für sich selbst und den Patienten gleichrangig empfunden wird. Im nächsten Abschnitt werden dazu die ersten Ansätze zur Risikowahrnehmung im Händehygienekontext beschrieben.

2.3.3 Risikowahrnehmung im Händehygienekontext

In den Arbeiten von McLaughlin et al. [47-49] wurde neben der Erfassung von Hygienekenntnissen und Kontrollüberzeugungen hinsichtlich des Händehygieneverhaltens von Pflegekräften erstmalig auch die Bewertung der Übertragungsrisiken durch unterschiedliche Szenarien untersucht. Zur Darstellung der Rationale dieser Studien wurde im Vorfeld ein Pfadmodell einer potenziellen Erregerübertragung erstellt (s. Abb. 7).

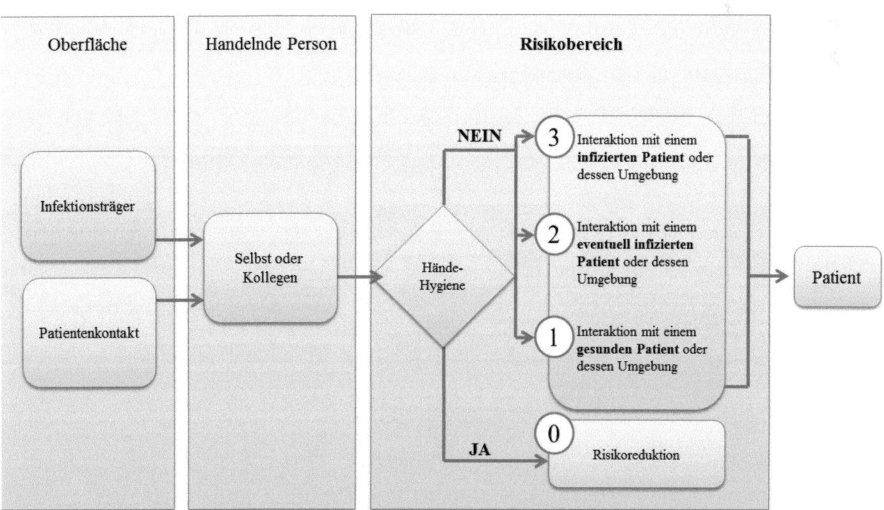

Abbildung 7: Pfadmodell potenziellen Erregerübertragung nach McLaughlin & Walsh [48]

Gemäß dieses Pfadmodells wurden die Pflegekräfte gebeten, sich hypothetisch Szenarien vorzustellen und zu bewerten, und zwar:

a.) wenn sie sich selbst die Hände desinfizieren bzw. nicht desinfizieren und anschließend Patientenkontakt haben;

b.) wenn Kollegen sich die Hände desinfizieren bzw. nicht desinfizieren und anschließend Patientenkontakt haben;

c.) wenn sie Kontakt mit der Patientenumgebung (Oberflächenberührung) haben, sich die Hände desinfizieren bzw. nicht desinfizieren und anschließend Patientenkontakt haben;

d.) und wenn Kollegen sich die Hände zwischen zwei Patientenkontakten mit aseptischen Tätigkeiten desinfizieren bzw. nicht desinfizieren.

Daneben wurden Beispiele mit unterschiedlichen Risikobereichen vorgegeben. Dabei sollten die Probanden einschätzen, wie hoch das Risiko einer Erreger-übertragung ist, wenn sie z. B. den Nachttisch eines infizierten Patienten anfassen und ohne Händedesinfektion beim nächsten Patienten eine Manipulation am Zentralen-Venen-Katheter vornehmen [ebd.]. Die Pflegekräfte konnten ihre Risikoeinschätzungen auf einer Skala von 0 (kein Risiko) bis 100 (absolutes Risiko) angeben. Neben diesen Risikobewertungen wurde das Hygienewissen der Probanden überprüft. Als Grundlage hierfür wurde ein Fragebogen [26] eingesetzt, in dem die Probanden ihr eigenes Hygieneverhalten, Überzeugungen und Einschätzungen berichten. In der Kategorie Hygienewissen sollten die Probanden einen Fragebogen mit 29 Items beantworten. Die Konzeption dieses Fragebogens orientierte sich an bereits vorhandenen Hygiene-Fragebogen [47-49]. Einerseits ging es darum, die Indikationen für eine Händehygiene gemäß der Definitionen und Empfehlungen der WHO korrekt zu benennen. Andererseits mussten die Probanden z. B. wissen, wie lang die vorgeschriebene Einwirkdauer für Desinfektionsmittel beträgt. Das Prädikat „gute Hygienekenntnis" wurde nur unter der Bedingung der Korrektheit aller Fragen zu den Indikationen für eine Händehygiene vergeben.

Zusätzlich mussten die Pflegekräfte sechs Fragestellungen zu ihren Kontrollüberzeugungen hinsichtlich ihrer Gesundheit beantworten. Hintergrund für die Erfassung der Kontrollüberzeugungen war die Hypothese, dass hohe Werte bei internaler Attribution (internale Kontrolle: ein Ereignis wird als Konsequenz des eigenes Verhaltens wahrgenommen) zu realistischen Risikobewertungen führen [47].

Insgesamt konnte gezeigt werden, dass Pflegekräfte das Risiko für eine Erregerübertragung bei Patientenkontakt allgemein höher einschätzten (hinsichtlich des Risikobereichs in Abb. 7) als bei Oberflächenberührungen (Patientenumgebung). Gleichzeitig sind hygienebezogene Kenntnisse entscheidend für die realistische Risikobewertung [106]. Die Pflegekräfte mit einem hohen Wissensstand konnten vor allem bei den Szenarien im niedrigen Risikobereich (0-1) korrekte Einschätzungen der potenziellen Gefahr abgeben. Bei den Szenarien, in denen sicher von einem Risiko für eine Erregerübertragung auszugehen war (1-3), konnten hingegen keine signifikanten Zusammenhänge mit dem Wissensstand oder der handelnden Person dargestellt werden. Bei dieser kognitiven Verknüpfung im oberen Risikobereich stellte sich die Kontrollüberzeugung der Pflegekräfte als signifikanter Prädiktor der Risikoeinschätzungen heraus. Interessanterweise kann die Kontrollüberzeugung in Abhängigkeit des Wissenstandes einerseits hilfreich, aber auch gefährlich sein (im Sinne einer Unterschätzung eines Risikos). Für ein besseres Hygieneverständnis und realistische Risikobewertungen fordern McLaughlin & Walsh [48], dass Schulungen über Händehygiene-Praktiken hinaus potenzielle Erregerübertragungen und die Gefahr von kontaminierten Oberflächen ausführlich besprechen und gemeinsam erörtern sollten [ebd.]. Vor allem sollte dabei der Fokus auf den Infektionsträgern liegen. Es geht darum, dass die Pflegekräfte ihr hygienisches Bewusstsein erweitern, um differenzieren zu können, bei welchen Tätigkeiten besonders infektionspräventiv gehandelt werden muss und bei welchen kontaminierten Oberflächen sich ein höheres Übertragungsrisiko bei einer Berührung für den Patienten ergibt.

In den Studien von McLaughlin et al. wurden ausschließlich Mitarbeiter im pflegerischen Bereich untersucht [47-49]. Ärztliche Mitarbeiter wurden in einer Studie von Pittet et al. (2004) hinsichtlich ihres Händehygieneverhaltens und ihren hygienischen Einstellungen sowie dazugehörigen Überzeugungen analysiert [26]. Auch der Bereich der Risikowahrnehmung wurde erfasst. Bei den „Risiko-Items" sollten die Ärzte einschätzen, ob es zu einer Erregerübertragung bei bestimmten Situationen kommt (ähnlich wie bei den Szenerien nach McLaughlin [48]), wenn kein compliantes Händehygieneverhalten gezeigt wird. Diese Analysen zeigten, dass die Mehrheit der Ärzte ein hohes Risiko für eine Erregerübertragung wahrnimmt, wenn keine Händedesinfektion erfolgt. Ebenso ließen sich hohe Werte bei der Motivation zur Verbesserung des eigenen Händehygieneverhaltens zeigen. Die Mehrheit gab eine starke Absicht an, sich vor aseptischen Tätigkeiten (also besonders risikoreichen Tätigkeiten für den Patienten) die Hände zu desinfizieren. Ein kleiner Teil der Probanden (30%) gab darüber hinaus auch die Absicht an, compliantes Händehygieneverhalten zu zeigen, wenn Handschuhe während der Tätigkeiten getragen werden. In einer bivariaten Analyse konnte zusätzlich ein positiver Zusammenhang zwischen dem korrekten Wissen über potenzielle Erregerübertragungen und der Händehygienecompliance der ärztlichen Mitarbeiter dargestellt werden.

Die Studien von McLaughlin et al. [47-49] und Pittet et al. (2004) sind vor dem Hintergrund den zuvor dargestellten theoretischen Überlegungen die konkreten Anknüpfungspunkte für die Fragestellungen dieser Dissertation, die im folgenden Abschnitt erläutert werden.

3 Forschungsfragen und Ziele

Für den Bereich der Infektionsprävention wurde bereits erläutert, dass zur Darstellung des Händehygieneverhaltens von Mitarbeitern im Gesundheitswesen u. a. auch stationsbezogene Compliance-Raten von Ärzten und Pflegekräften herangezogen werden. Diese übergeordnete Ebene ist zur Einschätzung der hygienebezogenen Gesamtsituation in Einrichtungen hilfreich. Für die Beschreibung der Individualebene und die Einschätzung des Hygieneverständnisses ist es sinnvoll, die betreffenden Mitarbeiter auf den jeweiligen Stationen zu befragen. Grundsätzlich ergibt dabei für die vorliegende Arbeit, die auf Daten des PSYGIENE-Projekts zurückgreift (s. u. Abschnitt 4), die folgende Fragestellung:

- Wie händehygieneorientiert sind Ärzte und Pflegekräfte auf Intensivstationen?

Dazu sollen Einschätzungen zum Verständnis der Infektionsprävention stratifiziert nach diesen beiden Berufsgruppen betrachtet werden. Da die Themen Krankheitserreger und nosokomiale Infektionen allgegenwärtig sind und auch über den Klinikalltag hinaus diskutiert werden [16,21], wird ein hohes infektionspräventives Verständnis angenommen. Darüber hinaus gibt es die Hypothese, dass sich Ärzte und Pflegekräfte hinsichtlich dieser Einschätzung nicht voneinander unterscheiden. Es wird also angenommen, dass sowohl Ärzte als auch Pflegekräfte ein ausgeprägtes Bewusstsein dafür haben, dass Händehygiene zur Vermeidung von Infektionen im Klinikalltag beiträgt. Jedoch ist aus den Analysen der Compliance-Daten bekannt, dass das Händehygieneverhalten durchaus im optimierbaren Bereich liegt [7]. Das Verständnis allein reicht nicht aus, um das gewünschte präventive Verhalten kontinuierlich zu zeigen [135]. Laut HAPA-Modell muss erst die Motivation vorhanden sein, um dann präventiv zu handeln. Somit ergeben sich für den Händehygienekontext weitere Fragestellungen:

- Wie stark sind Ärzte und Pflegekräfte motiviert, sich leitliniengerecht
  zu verhalten?
- Unterscheiden sich Ärzte und Pflegekräfte hinsichtlich ihrer Motivation?

Ferner besteht die Annahme, dass ein Verhalten erst optimiert oder verändert werden kann, wenn bei den Mitarbeitern das Bewusstsein für ihre eigene Non-Compliance vorhanden ist [167]. In diesem Zusammenhang wird angenommen, dass Mitarbeiter ihre eigene Händehygiene-Compliance überschätzen. Dementsprechend werden folgende Fragestellungen bearbeitet:

- Wie schätzen Ärzte und Pflegekräfte ihr eigenes Händehygieneverhalten ein?
- Unterscheiden sich Ärzte und Pflegekräfte hinsichtlich der Einschätzung zur selbstberichteten Frequenz des Händehygieneverhaltens?
- In welcher HAPA-Phase befinden sich die medizinischen Mitarbeiter?
- Gibt es berufsgruppenspezifische Unterschiede bei der Phasenzugehörigkeit?

Für den weiteren Gesamtüberblick ist die Analyse der hygienebezogenen Überzeugungen und Einstellungen der Ärzte und Pflegekräfte wichtig.

- Wie schätzen Ärzte und Pflegekräfte ihre hygienebezogenen Selbstwirksamkeitserwartungen und Konsequenzerwartungen ein?
- Wie stark planen und kontrollieren Ärzte und Pflegekräfte ihr infektionspräventives Verhalten?

Grundsätzlich geht es darum, zu klären, welches infektionspräventive Verständnis das medizinische Personal hat, und ob Motivationsprobleme bzw. Compliance-Probleme vorliegen [40]. Ein Schwerpunkt wird in der vorliegenden Arbeit auf die subjektive Risikowahrnehmung der medizinischen Mitarbeiter gelegt. Es wird angenommen, dass unrealistische Risikowahrnehmungen bezüglich der potenziellen Erregerübertragung eine zentrale Ursache für Non-Compliance sein kann [8]. In diesem Zusammenhang sollen deshalb folgende Forschungsfragen untersucht werden:

- Wie hoch schätzen Ärzte und Pflegekräfte die Wahrscheinlichkeit ein, dass durch sie Krankheitserreger im Krankenhaus übertragen werden?

- Gibt es hinsichtlich der Risikowahrnehmung Unterschiede bei den Berufsgruppen?

- Schätzen Ärzte und Pflegekräfte ihr Risiko, Krankheitserreger im Krankenhaus zu übertragen, realistisch oder im Sinne eines optimistischen Fehlschlusses ein?

- Sind Ärzte und Pflegekräfte von der übertragungspräventiven Effektivität der Händehygiene überzeugt?

- Inwieweit beeinflusst die Überzeugung der übertragungspräventiven Effektivität der Händehygiene compliancerelevante Einflussfaktoren, die sich aus dem HAPA ergeben?

Die oben in Abschnitt 2.1.3 beschriebene Händehygieneproblematik auf den ITS und KMTS der MHH soll mithilfe dieser verhaltenspsychologisch orientierten Fragestellungen untersucht und analysiert werden. Danach werden die Ergebnisse unter Berücksichtigung der Literatur diskutiert und entsprechende Schulungsimplikationen abgeleitet (Abschnitt 6). Das über diese Arbeit hinausgehende, perspektivische Ziel – eine verhaltenspsychologisch orientierten „Toolbox" zur effektiven Förderung der Händehygiene – wird abschließend skizziert (Abschnitt 7).

4 Methoden

4.1 Setting

Seit April 2012 wird an der MHH das vom Bundesministerium für Gesundheit (BMG) geförderte Projekt PSYGIENE (VerhaltensPSYchologisch optimierte Förderung der hyGIENischEn Händedesinfektion) durchgeführt (Projektende: 31.12.2015). Ziel dieser cluster-randomisierten kontrollierten Studie ist es, die bisher im Rahmen der ASH durchgeführten Interventionen zur Förderung der hygienischen Händedesinfektion zu verbessern, um die Gesamt-Compliance zu erhöhen [7]. Ebenso soll die Nachhaltigkeit der Interventionen gefördert werden. Als verhaltenswissenschaftliches Modell diente das in Abschnitt 2.2 eingeführte HAPA-Modell [40]. Um individuelle Stärken und Schwächen sowie fördernde und hinderliche Arbeits- und Umweltbedingungen der intensivmedizinisch tätigen Mitarbeiter der MHH analysieren zu können, wurde im Rahmen des Projektes ein Fragebogen entwickelt (s. u. Abschnitt 4.3). Die Fragebogen wurden in den Frühbesprechungen (Ärzte) bzw. in den Übergaben oder via Postfächer (Pflegekräfte) unter Sicherstellung einer anonymisierten Teilnahme verteilt.

4.2 Stichprobe

Im Rahmen der Datenerhebung wurden Ärzte und Pflegekräfte der zehn ITS und zwei KMTS der MHH befragt. Insgesamt nahmen 307 Ärzte und 348 Pflegekräfte an der Befragung teil (Teilnahmeraten: 70,9% und 63,4%). Wie Tab. 6 zeigt, nahmen bei der Ärzteschaft 66,9% männliche und 33,1% weibliche Teilnehmer teil, während es 82,4% weibliche und 17,6% männliche Pflegekräfte waren. Das gruppierte Durchschnittsalter bei den Ärzten betrug 35,5 Jahre und bei den Pflegekräften 24 Jahre.

Während definitionsgemäß alle Ärzte einen Universitätsabschluss hatten, gaben 53,6% der Pflegekräfte das Abitur als höchsten Bildungsabschluss an. Schließlich übten die pflegerischen Mitarbeiter ihre Tätigkeit sowohl insgesamt (14,2 ± 10,2 Jahre vs. 10,1 ± 8,0 Jahre bei den Ärzten) als auch auf der Station bereits länger aus (8,5 ± 7,8 vs. 4,2 ± 4,8 Jahre).

Darüber hinaus hatten 32,3% der Ärzte und 4,1% der Pflegekräfte eine leitende Funktion inne. Die leitenden Oberärzte waren größtenteils älter als 40 Jahre. Ein ähnliches Bild der Altersverteilung ergab sich auch bei den Stationsleitungen im pflegerischen Bereich.

Tabelle 6: Stichprobenbeschreibung*

			Gesamt	Ärzte	Pflegekräfte
Geschlecht	Weiblich	N	381	100	281
		%	59,3%	33,1%	82,4%
	Männlich	N	262	202	60
		%	40,7%	66,9%	17,6%
Alter	18-30	N	196	61	135
		%	30,1%	19,9%	39,0%
	31-40	N	237	149	88
		%	36,3%	48,7%	25,4%
	41-50	N	156	69	87
		%	23,9%	22,5%	25,1%
	51-60	N	58	25	33
		%	8,9%	8,2%	9,5%
	>60	N	5	2	3
		%	0,8%	0,7%	0,9%

Höchster Bildungsab-schluss	Haupt-/ Volksschule	N %	4 0,6%	0 0,0%	4 1,2%
	Mittlere Reife / Realschule	N %	135 20,8%	0 0,0%	135 39,1%
	Abitur / Fachabitur / Fachschulreife	N %	185 28,4%	0 0,0%	185 53,6%
	(Fach-)Hochschule / Universität	N %	324 49,8%	305 100%	19 5,5%
	Sonstiger Abschluss	N %	2 0,3%	0 0,0%	2 0,6%
Leitende Funktion**	Ja	N %	111 17,3%	97 32,3%	14 4,1%
	Nein	N %	529 82,7%	203 67,7%	326 95,9%
Tätigkeit insgesamt (in Jahren)		M SD	12,2 9,4	10,1 8,0	14,2 10,2
Tätigkeit Station (in Jahren)		M SD	6,5 7,1	4,1 4,8	8,5 7,8

*   Summen < N = 655 aufgrund fehlender Werte

**   Bei Pflegekräften strukturell nur Stationsleitungen und deren Stellvertretungen

4.3 Material und Messinstrumente

Für die Beantwortung der genannten Fragestellungen werden die Daten aus der Erhebung „Intensive Händehygiene" der medizinischen Mitarbeiter genutzt (s. Anhang II). Im Vorfeld wurden für die Entwicklung des Surveys HAPA-Variablen gemäß der einschlägigen Empfehlungen [40, 168] erhoben, die am GESIS - Leibniz-Institut für Sozialwissenschaften einem kognitiven Pretest unterzogen worden waren. Insgesamt wurden 57 Items entwickelt. Im Folgenden wird die Itemauswahl für die vorliegende Arbeit beschrieben.

4.3.1 Einschätzungen zum Verständnis der Infektionsprävention

Für die Bewertung des infektionspräventiven Verständnisses der Ärzte und Pflegekräfte wurde das Item „Wenn ich vor und nach jeder infektionsgefährdenden Tätigkeit meine Hände desinfiziere, dann trage ich zur Vermeidung von Infektionen bei" genutzt (s. Tab. 7).

Tabelle 7: Item für die Einschätzung zum Verständnis der Infektionsprävention

	Item	Messinstrument
Infektionspräventives Verständnis (Konsequenzerwartung)	Wenn ich vor und nach jeder infektionsgefährdenden Tätigkeit meine Hände desinfiziere, dann trage ich zur Vermeidung von Infektionen bei.	7-stufige Likert-Skala von 1 „Trifft überhaupt nicht zu" bis 7 „Trifft voll und ganz zu"

Wie die Tabelle 7 zeigt, stand den Befragten eine siebenstufige Likert-Skala zur Verfügung (von 1 „Trifft überhaupt nicht zu" bis 7 „Trifft voll und ganz zu"). Für anschließende Analysen wurde eine Dummy-Variable mit den zwei Ausprägungen 0 „keine maximale Überzeugung zur allgemeinen Infektionsprävention „ Skalenpunkte 1-6) und 1 „maximale Überzeugung zur allgemeinen Infektionsprävention" (Skalenpunkt 7) kreiert.

4.3.2 Beschreibung weiterer HAPA-Konstrukte

Für die Beantwortung der hygienebezogenen Einstellungen und Überzeugungen im Sinne der weiteren HAPA-Konstrukte wurden insgesamt 21 Items genutzt. Zuerst sollen die Items zur Erfassung der „Motivation", „Frequenz" und „Phasenzugehörigkeit" beschrieben werden.

Die Motivation zur hygienischen Händedesinfektion wurde gemäß verhaltenspsychologischen Erhebungsstandards als Absicht (Zielintention) definiert [40]. Die Befragten wurden gebeten, einzuschätzen, wie stark ihre Absicht sei, die hygienische Händedesinfektion leitliniengerecht auszuführen (Tab. 8a). Demnach konnten die teilnehmenden Ärzte und Pflegekräfte auf einer siebenstufigen Likert-Skala angeben, wie stark ihre Motivation sei (von 1 „Diese Absicht habe ich überhaupt nicht" bis 7 „Diese Absicht habe ich ganz stark").

Tabelle 8a: Items zur Beschreibung weiterer HAPA-Konstrukte I

	Item(s)	Messinstrument
Motivation	Inwieweit haben Sie die Absicht, sich vor und nach jeder infektionsgefährdenden Tätigkeit die Hände zu desinfizieren?	7-stufige Likert-Skala „Diese Absicht habe ich…" von 1 „überhaupt nicht" bis 7 „ganz stark"
Frequenz	Wenn Sie infektionsgefährdende Tätigkeiten ausführen, desinfizieren Sie dann Ihre Hände…	5-stufige Antwortmöglichkeit: Von 1 "immer", 2 „meistens", 3 „häufig", 4 „nur gelegentlich" bis 5 „eher selten"
Phasenzugehörigkeit	Haben Sie sich in der letzten Zeit vor und nach infektionsgefährdenden Tätigkeiten die Hände desinfiziert?	5-stufige Antwortmöglichkeit: von 1 „Ja, und es ist für mich zur Routine geworden.", 2 „Ja, jedoch ist es für mich noch nicht zur Routine geworden.", 3 „Nein, aber ich habe die feste Absicht dazu.", 4 "Nein, aber ich denke darüber nach." bis 5 „Nein, und ich habe es auch nicht vor."

Für die logistischen Regressionen (s. u. Abschnitt 4.4) wurde diese Variable dichotomisiert (Dummy-Variable), wobei zwischen 0 als „keine maximale Absicht" (Skalenpunkte 1-6) und 1 „maximale Absicht" (Skalenpunkt 7) unterschieden wurde.

Weiterhin wurde die selbsteingeschätzte Frequenz des eigenen Händedesinfektionsverhalten erfasst, denn ähnlich, wie es in Verhaltensbereichen wie der körperlichen Aktivität einen präventiven Unterschied macht, ob eine Person z. B. drei Mal pro Woche einer moderaten körperlichen Aktivität nachgeht oder ein höheres Aktivitätsniveau aufzeigt [169], spielt die Frequenz auch im Händehygienekontext eine entscheidende Rolle. Aus infektionspräventiver Sicht ist eine hundertprozentige Compliance wünschenswert. Das Item, das die Frequenz der Händehygiene im vorliegenden Fragebogen erfasst, erlaubt den Befragten einzuschätzen, wie häufig sie sich ihre Hände bei „infektionsgefährdende Tätigkeiten" desinfizieren. Dafür stehen den Befragten fünf Antwortmöglichkeiten zur Verfügung (s. Tab. 8a).

Neben der Frequenz der durchgeführten Händehygiene ist der routinemäßige Umgang mit dieser präventiven Maßnahme bedeutsam. Die Befragten wurden gebeten, einzuschätzen, ob das leitliniengerechte Desinfizieren der Hände für sie zur Routine geworden ist oder nicht. Falls die Händehygiene zu keiner routinemäßigen Tätigkeit gehört, hatten die Ärzte und Pflegekräfte noch die Möglichkeit, zwischen drei weiteren Antworttendenzen zu wählen (s. Tab. 8a). Für die anschließenden Analysen wurde eine Dummy-Variable mit den den Ausprägungen 0 „keine Routine" (Skalenpunkte 2-5) und 1 „Routine" (Skalenpunkt 1) kreiert.

Tabelle 8b: Items zur Beschreibung weiterer HAPA-Konstrukte II

	Item(s)	Messinstrument
Selbstwirksamkeit	Ich traue mir zu, dass ich mir auch dann vor und nach jeder infektions-gefährdenden Tätigkeit meine Hände desinfizieren kann, wenn... (1) wenn dies meine direkten Vorgesetzten nicht tun. (2) wenn dies meine Kollegen nicht tun. (3) wenn dies etwas Zeit braucht. (4) wenn ich nicht regelmäßig daran erinnert werde. (5) wenn ich das Desinfektionsmittel zuerst holen muss. (6) wenn der zu behandelnde Patient keine Risikofaktoren für eine Wundinfektion (z. B. hohes Alter, Diabetes mellitus) aufweist. (7) wenn es sich dabei lediglich um eine Unterbrechung eines Patientenkontaktes handelt.	7-stufige Likert-Skala von 1 „Trifft überhaupt nicht zu" bis 7 „Trifft voll und ganz zu"
Konsequenzerwartung	Wenn ich vor und nach jeder infektionsgefährdenden Tätigkeit meine Hände desinfiziere, ... (1) dann bin ich ein Vorbild für meine Kolleginnen und Kollegen. (2) dann erhalte ich Anerkennung von meinem direkten	7-stufige Likert-Skala von 1 „Trifft überhaupt nicht zu" bis 7 „Trifft voll und ganz zu"

	Vorgesetzten. (3) dann verstärkt sich der Zeitdruck, unter dem ich arbeite. (4) dann bekomme ich Hautprobleme an den Händen. (5) dann verlängert sich dadurch meine Arbeitszeit.	
Verhaltensplanung	Ich habe in letzter Zeit konkret geplant… (1) mir auch dann vor und nach jeder infektionsgefährdenden Tätigkeit die Hände zu desinfizieren, wenn ich zwischenzeitlich die Handschuhe wechseln muss. (2) wie ich mit Hindernissen und Ereignissen umgehe, die mir die Händedesinfektion erschweren. (3) wie ich mich verhalte, wenn ich feststelle, dass ich die Händedesinfektion vergessen habe.	7-stufige Likert-Skala von 1 „Trifft überhaupt nicht zu" bis 7 „Trifft voll und ganz zu"
Verhaltenskontrolle	(1) Ich vergewissere mich, dass ich mir vor und nach jeder infektionsgefährdenden Tätigkeit die Hände desinfiziere. (2) Ich kenne die leitliniengerechten Anforderungen an die hygienische Händedesinfektion genau. (3) Ich muss mich sehr bemühen, mir vor und nach jeder infektionsgefährdenden Tätigkeit die Hände zu desinfizieren.	7-stufige Likert-Skala von 1 „Trifft überhaupt nicht zu" bis 7 „Trifft voll und ganz zu"

In Tab. 8b sind die Items für die Konstrukte Selbstwirksamkeitserwartung, weitere Konsequenzerwartungen, Verhaltensplanung und Verhaltenskontrolle dargestellt. Im Zuge der Bewertung der Selbstwirksamkeitserwartung wurden die Teilnehmer gebeten, Aussagen zu treffen, wie sehr sie sich zutrauen, bei gewissen Barrieren leitliniengerechtes Händehygieneverhalten zu zeigen. Dabei wurden verschiedene Umsetzungsbarrieren vorgegeben (vgl. Tab. 8b): (1) wenn Vorgesetzte oder (2) Kollegen sich nicht die Hände desinfizieren, (3) wenn es zeitaufwändiger ist, (4) wenn keine Erinnerungshilfen vorhanden sind, (5) wenn das Desinfektionsmittel erst geholt werden muss, (6) wenn der zu behandelnde Patient keine Risikofaktoren aufweist oder (7) wenn es sich um eine Unterbrechung des Patientenkontaktes handelt. Die Antworten wurden auf siebenstufigen Likert-Antwortskalen von 1 „Trifft überhaupt nicht zu" bis 7 „Trifft voll und ganz zu" gegeben. Im Anschluss wurden auch dieses Items dichotomisiert (0 „keine maximale Selbstwirksamkeitserwartung bzgl. der jeweiligen Barriere", Skalenpunkte 1-6, und 1 „maximale Selbstwirksamkeitserwartung bzgl. der jeweiligen Barriere", Skalenpunkt 7).

Neben den Überzeugungen, dass Händehygiene trotz gewisser Barrieren möglich ist, wurden die damit zusammenhängenden Konsequenzen bei leitliniengerechter Umsetzung der Händehygiene untersucht. Die Ärzte und Pflegekräfte wurden gebeten, Konsequenzen, die mit der präventiven Maßnahme verbunden sein können, einzuschätzen. Dabei werden sowohl positive Konsequenzerwartungen ((1) Vorbildfunktion und (2) Anerkennung) als auch negative Konsequenzerwartungen ((3) Erhöhung des Zeitdrucks, (4) Hautprobleme und (5) Arbeitszeitverlängerung) vorgegeben. Die Antworten wurden auf einer siebenstufigen Likert-Antwortskala von 1 „Trifft überhaupt nicht zu" bis 7 „Trifft voll und ganz zu" gegeben. Auch die Items zur Konsequenzerwartung in den logistischen Regressionsmodellen dichotomisiert. Die zwei Ausprägungen waren für 0 „keine maximale Konsequenzerwartungen" (Skalenpunkte 1-6) und 1 „maximale Konsequenzerwartungen" (Skalenpunkt 7).

Für die Analyse der Verhaltensplanung wurden die Ärztc und Pflegekräfte mittels einer siebenstufigen Likert-Skala (1 „Trifft überhaupt nicht zu" bis 7 „Trifft voll und ganz zu") gebeten, einzuschätzen, ob sie ihre Händehygiene konkret bei (1) einem Handschuhwechsel, (2) bei Hindernissen oder (3) bei einer zuvor unterlassenen Händedesinfektion planen (s. Tab. 8b). Über die Planung hinaus wurde ebenso untersucht, inwieweit die Mitarbeiter ihr präventives Verhalten kontrollieren. Sie wurden gefragt, ob sie sich selbst vergewissern, ob sie sich ihre Hände desinfizieren (Hygiene-Bewusstsein), ob sie die Leitlinien zur Händehygiene kennen (Leitlinienkenntnis) und ob die Händehygiene mit größeren Bemühungen einhergeht (Selbstregulationsaufwand). Die Antworten wurden wiederum auf siebenstufigen Likert-Antwortskalen von 1 „Trifft überhaupt nicht zu" bis 7 „Trifft voll und ganz zu" gegeben. Auch diese Items der Verhaltensplanung und der Verhaltenskontrolle wurden für weitere Analysen dichotomisiert.

4.3.3 Einschätzungen zur Risikowahrnehmung

Für die Analysen der subjektiven Risikowahrnehmung wurden drei Items einbezogen. In Anlehnung an Schwarzer et al. [40] wurden die ärztlichen und pflegerischen Teilnehmer gebeten, die Wahrscheinlichkeit einzuschätzen, dass durch sie Krankheitserreger im Krankenhaus übertragen werden, wenn sie sich ihre Hände desinfizieren (subjektive Übertragungswahrscheinlichkeit von Erregern mit Händedesinfektion, s. Tab. 9). Danach folgte die entsprechende Einschätzung ohne Händedesinfektion (subjektive Übertragungswahrscheinlichkeit von Erregern ohne Händedesinfektion, vgl. Tab. 9). Diese Einschätzung sollten die Studienteilnehmer zudem noch einmal für ihre Kollegen angeben. Die Antworten wurden auf einer siebenstufigen Likert-Skala von 1 „Überhaupt nicht wahrscheinlich" bis 7 „Äußerst wahrscheinlich" gegeben. Für Berechnungen des optimistischen Fehlschlusses wurde ein Differenzwert [eigenes Risiko - Peer Risiko] berechnet (s. Tab. 5; indirekte Methode [164]).

Tabelle 9: Items für die Einschätzungen zur Risikowahrnehmung

	Item(s)	Messinstrument
Risikowahrnehmung	(1) Wie schätzen Sie die Wahrscheinlichkeit ein, dass durch Sie trotz Händedesinfektion, Infektionserreger im Krankenhaus übertragen werden? (2) Und wie schätzen Sie diese Wahrscheinlichkeit ein, wenn Sie sich Ihre Hände nicht desinfizieren? (3) Und wie schätzen Sie diese Wahrscheinlichkeit ein, wenn sich ein solcher Kollege (eine solche Kollegin) die Hände nicht desinfiziert?	7-stufige Likert-Skala von 1 „Überhaupt nicht wahrscheinlich" bis 7 „Äußerst wahrscheinlich"

Das Konstrukt „Glaube an die übertragungspräventive Effektivität" beruht auf der Annahme, dass die Mitarbeiter von der präventiven Wirkung der Händehygiene überzeugt sein müssen, um compliant zu sein [48,106,107]. Für die Analyse zur Einschätzung der Effektivität der Händehygiene wurde ein Differenzwert aus den Items zur Risikowahrnehmung (Item 1: subjektive Übertragungswahrscheinlichkeit von Erregern mit Händedesinfektion minus Item 2: Wahrscheinlichkeit ohne Händedesinfektion) gebildet. Gemäß der infektionsvermeidenden Wirkung der Händedesinfektion [19] ist die Wahrscheinlichkeit der Erregerübertragung als kleiner einzuschätzen, wenn die Hände desinfiziert werden. Höhere Risikoeinschätzungen einer Erregerübertragung wären dementsprechend zu erwarten, wenn eine Desinfektion unterlassen wird. Somit entstehen Differenzwerte von 0 bis 6 (keine bis maximale Risikoreduktion). Nach der deskriptiven Beschreibung dieser Variablen werden die Skalenpunkte zu einer dreistufiger Skala zusammengefasst: 0 „keine Risikoreduktion", 1-4 „mittlere Risikoreduktion" und 5-6 „hohe/maximale Risikoreduktion".

4.4 Statistische Analyse

Mittels des Statistikprogramms IBM® SPSS® Statistics Version 22 wurden deskriptive und interferenzstatistische Analysen durchgeführt. Die Auswertung der erhobenen Daten in Bezug auf statistische Häufigkeitsunterschiede verlief je nach Skalenniveau der abhängigen Variablen.

Die intervallskalierten Items wurden mithilfe des t-Tests nach signifikanten Unterschieden untersucht. Die Analysen wurden jeweils stratifiziert nach den Berufsgruppen betrachtet. Darüber hinaus wurden kreuztabellarische Analysen mit den höchsten Ausprägungen (dichotomisierte Form der Items) mithilfe des Chi-Quadrat-Test durchgeführt.

Bei den Ergebnissen zur Risikowahrnehmung der Ärzte und Pflegekräfte wurde der optimistische Fehlschluss durch den Differenzwert [eigenes Risiko ohne

Händehygiene MINUS Peer Risiko ohne Händehygiene] berechnet (indirekte Methode [164]). Zur Bestimmung der wahrgenommenen Effektivität der eigenen Händehygiene wurde der Differenzwert [ohne Händedesinfektion MINUS mit Händedesinfektion] gebildet. Für die Analyse der Zusammenhänge zwischen der wahrgenommenen Effektivität der eigenen Händehygiene und vier verhaltensrelevanten Faktoren (Konsequenzerwartung, Motivation, Selbstwirksamkeitserwartung bzgl. der Aufrechterhaltung und Leitlinienkenntnis) wurden logistische Regressionen durchgeführt, bei denen die abhängige Variable (verhaltensrelevante Faktoren) jeweils dichotomisiert wurde.

5 Ergebnisse

Die Darstellung im Ergebnisteil ist an die Struktur des Theorieteils angepasst. In Abschnitt 5.1 werden die Einstellungen der befragten Ärzte und Pflegekräfte hinsichtlich der grundlegenden Frage beschrieben, ob sie glauben, dass sie durch Händehygiene grundsätzlich zur Infektionsprävention beitragen. Über das präventive Verständnis hinaus wird in einer weiteren Analyse betrachtet, wie motiviert die Ärzte und Pflegekräfte sind, sich leitliniengerecht zu verhalten, und ob sich Unterschiede zwischen den Berufsgruppen ergeben (Abschnitt 5.2). Danach folgt die Darstellung des selbstberichteten Händehygieneverhalten im Vergleich zu den beobachteten Compliance-Raten. Die Phasenzugehörigkeit und die jeweiligen verhaltens-psychologischen Konstrukte werden stratifiziert nach den beiden Berufsgruppen abgebildet und analysiert. In Abschnitt 5.3 werden schließlich die Risikowahrnehmung der Ärzte und Pflegekräfte und die dazugehörigen Analysen beschrieben.

5.1 Einschätzungen zum Verständnis der Infektionsprävention

Bei den Einschätzungen zum Verständnis der Infektionsprävention wird das Konsequenzerwartungs-Item *„Wenn ich [...] meine Hände desinfiziere, dann trage ich zur Vermeidung von Infektionen bei"* analysiert. Dabei zeigt sich, dass der Großteil der Ärzte und Pflegekräfte angibt, infektionspräventiv zu sein, wenn sie sich ihre Hände leitliniengerecht desinfizieren ($M_{Ärzte}$=6,48 vs. M_{Pflege}=6,70; p<.001, s. Abb. 8).

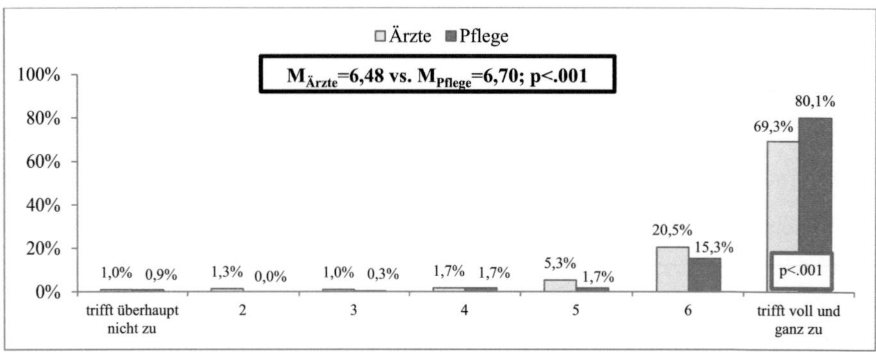

Abbildung 8: Infektionspräventives Verständnis der Ärzte und Pflegekräfte (*„Wenn ich vor und nach jeder infektionsgefährdenden Tätigkeit meine Hände desinfiziere, dann trage ich zur Vermeidung von Infektionen bei"*)

Betrachtet man nur den Anteil an Personen, die voll und ganz davon ausgehen, bei einer Händedesinfektion zur Infektionsprävention beizutragen, zeigt sich ebenfalls ein signifikanter Unterschied zwischen Ärzten und Pflegekräften (Ärzte= 69,3% und Pflege= 80,1%; p<.001). Demnach sind die Pflegekräfte überzeugter davon, dass sie mithilfe der Händedesinfektion zur Vermeidung von Infektionen beitragen.

5.2 Beschreibung weiterer HAPA-Konstrukte

5.2.1 Motivation, Frequenz und Phasenzugehörigkeit

Bei der nächsten Ergebnisbetrachtung werden zunächst die Items „Motivation", „Frequenz" und „Phasenzugehörigkeit" dargestellt.

- *Wie stark sind Ärzte und Pflegekräfte motiviert, sich leitliniengerecht zu verhalten?*

Wie Abb. 9 verdeutlicht, sind 75% der Ärzte und 78% der Pflegekräfte maximal motiviert, sich leitliniengerecht zu verhalten – haben also diese Absicht „voll und ganz".

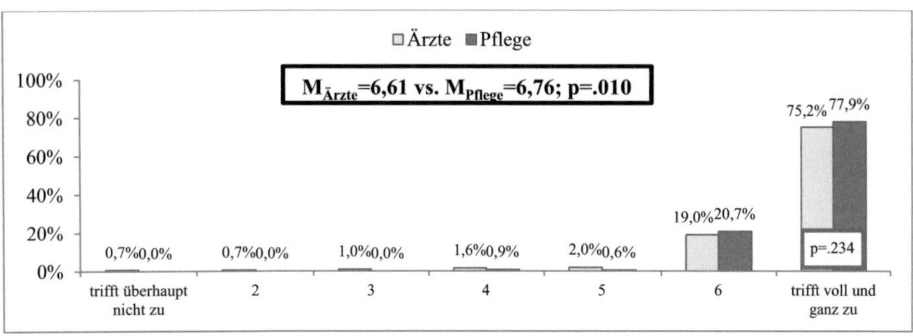

Abbildung 9: Händehygienische Motivation der Ärzte und Pflegekräfte (*Inwieweit haben Sie die Absicht, sich vor und nach jeder infektionsgefährdenden Tätigkeit die Hände zu desinfizieren?*)

- *Unterscheiden sich Ärzte und Pflegekräfte hinsichtlich ihrer Motivation?*

Bei den Pflegekräften ist eine positivere Tendenz zu sehen, da sie im Mittel im Vergleich zu den Ärzten angeben, motivierter zu sein ($M_{Ärzte}$=6,61 vs. M_{Pflege}=6,76; p=.010). Bei der Auswertung, dass diese Absicht ganz stark vorhanden ist, zeigt sich kein signifikanter Unterschied zwischen den beiden Berufsgruppen (Ärzte: 75,2% vs. 77,9%; p=.234).

Neben der motivationalen Grundvoraussetzung ist es ebenfalls von Interesse, wie compliant sich die medizinischen Mitarbeiter im Händehygienekontext selbst einschätzen.

- *Wie schätzen Ärzte und Pflegekräfte ihr eigenes Händehygieneverhalten ein?*

Hinsichtlich der nächsten Fragestellung wurde dementsprechend die selbstberichtete Frequenz des Händehygieneverhaltens der Mitarbeiter betrachtet. Bei dieser Einschätzung zeigt sich, dass beide Berufsgruppen zum Großteil angeben, sich „immer" die Hände zu desinfizieren (Abb. 10). Es lassen sich keine signifikante Unterschiede zwischen Arzt und Pflege darstellen (Ärzte 75,2% vs. Pflege 69,1%; p=.188). Es wird zudem deutlich, dass 27% der Ärzte und 31% der Pflegekräfte einräumen, dass sie sich „nicht immer" (dichotomisiert: immer vs. nicht immer) die Hände desinfizieren.

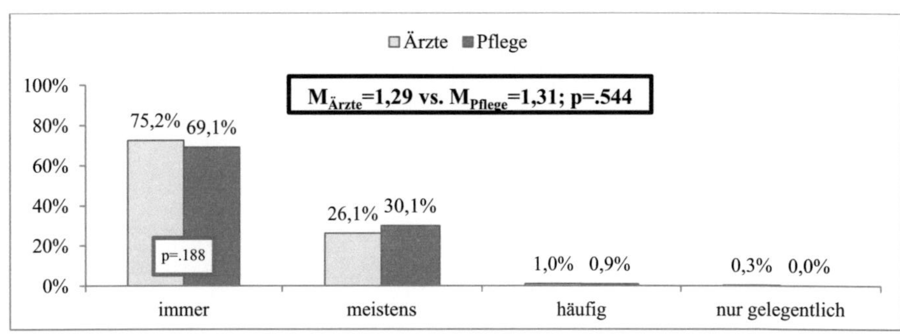

Abbildung 10: Selbstberichtetes Händehygieneverhalten der Ärzte und Pflegekräfte (*Wenn Sie infektionsgefährdende Tätigkeiten ausführen, desinfizieren Sie dann Ihre Hände…*)

- *Unterscheiden sich Ärzte und Pflegekräfte hinsichtlich der Einschätzung zur selbstberichteten Frequenz des Händehygieneverhaltens?*

In Abb. 11 ist die selbstberichtete Compliance (Angabe „immer" aus Abb. 10) der Ärzte und Pflegekräfte den beobachteten Compliance-Daten aus dem Jahr 2013 [7] gegenübergestellt. Dabei wird deutlich, dass sich die Ärzte leitliniengerechter einschätzen als es sich bei den Beobachtungen zeigte (75,2% vs. 48,4%) Auch die Pflege zeigt Überschätzungstendenzen, allerdings ist dieser Unterschied zahlenmäßig kleiner als bei den Ärzten (Differenz 13,3% vs. 26,8% bei den Ärzten).

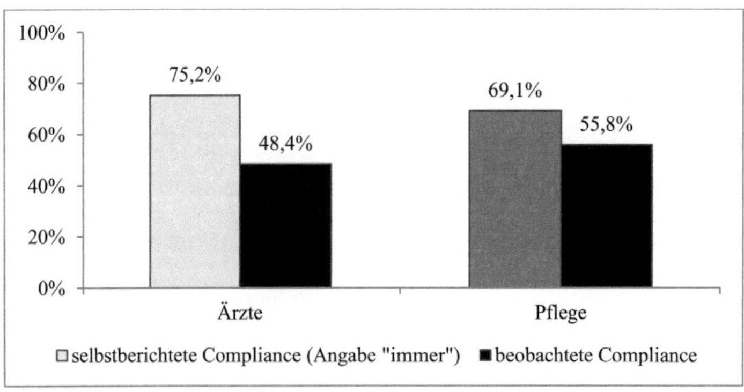

Abbildung 11: Selbstberichtete Händehygieneverhalten der Ärzte und Pflegekräfte den beobachteten Compliancedaten 2013

Angesichts der Tatsache, dass der Großteil der Mitarbeiter angibt, die Händedesinfektion immer auszuführen (Ärzte: 75% und Pflegekräfte: 69%, s. Abb. 10), ist davon auszugehen, dass es für die Ärzte und Pflegekräfte, die das hygienisch präventive Verhalten zeigen, auch zu einem routinemäßigen Verhalten geworden ist.

- *In welcher HAPA-Phase befinden sich die medizinischen Mitarbeiter?*

Abbildung 12 zeigt, dass 91% der Ärzte und 87% der Pflegekräfte in der Handlungsphase sind und angeben, dass sie sich leitliniengerecht die Hände desinfizieren und dies für sie zur Routine geworden ist.

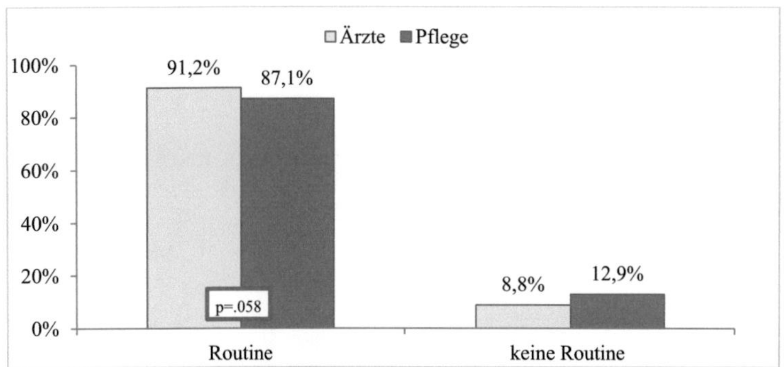

Abbildung 12: Phasenzugehörigkeit der Ärzte und Pflegekräfte (Haben Sie sich in der letzten Zeit vor und nach infektionsgefährdenden Tätigkeiten die Hände desinfiziert?)

- *Gibt es berufsgruppenspezifische Unterschiede bei der Phasenzugehörigkeit?*

Zwischen den beiden Berufsgruppen lässt sich eine Tendenz abbilden, wonach die Ärzte häufiger angeben, dass sie routinierter mit der Händehygiene umgehen (Ärzte 91,2% vs. Pflege 87,1%; p=.058).

In den nächsten Analysen werden die Ergebnisse für die Skalen Selbstwirksamkeitserwartung, Konsequenzerwartungen, Verhaltensplanung und Verhaltenskontrolle und die Einzelitems dieser Skalen beschrieben und nach Berufsgruppe stratifiziert analysiert. Zudem werden innerhalb der Berufsgruppen die *complianten* mit den *weniger complianten* Mitarbeitern verglichen und auf signifikante Unterschiede hin untersucht (s. Tab. 10).

- *Wie schätzen Ärzte und Pflegekräfte ihre hygienebezogenen Selbstwirksamkeits-erwartungen und Konsequenzerwartungen ein?*

5.2.2 Selbstwirksamkeitserwartung

Die Ärzte und Pflegekräfte sollten ihre wahrgenommene Selbstwirksamkeitserwartung hinsichtlich möglicher Barrieren im Klinikalltag einschätzen. Dabei zeigt sich allgemein, dass die Pflegekräfte nur eine geringfügig höhere Selbstwirksamkeitserwartung im Händehygienekontext wahrnehmen ($M_{Ärzte}$=5,99 vs. M_{Pflege}=6,07; p=.336), und sich die Selbstwirksamkeitserwartungen insgesamt auf einem sehr hohem Niveau befinden (Ärzte [5,19-6,47] und Pflege [5,55-6,64]).

Tabelle 10: Unterschiede zwischen Ärzten und Pflege bzgl. weiterer HAPA-Konstrukte (t-Test)

	Ärzte (Mittelwerte)			Pflege (Mittelwerte)		
	Gesamt	compliantes Verhalten	weniger compliantes Verhalten	Gesamt	compliantes Verhalten	weniger compliantes Verhalten
Skala Selbstwirksamkeitserwartung[a]	5,99	**6,17**	**5,50**[*]	6,07	**6,15**	**5,89**[*]
Vorgesetzte desinfiziert sich nicht die Hände	**6,47**[**]	6,54	6,30	**6,63**	6,62	6,66
Kollegen desinfizieren sich nicht die Hände	**6,47**[**]	**6,57**	**6,20**[*]	**6,64**	6,67	6,58
Zeitaufwand[b]	6,20	**6,43**	**5,62**[*]	6,14	**6,31**	**5,78**[*]
keine Erinnerungshilfen vorhanden	5,77	**5,92**	**5,36**[*]	5,55	5,56	5,54
Aufwand Desinfektionsmittel	**5,19**[**]	**5,60**	**4,12**[*]	**5,86**	**5,96**	**5,60**[*]
kein Risikopatient	5,98	**6,15**	**5,55**[*]	6,06	6,11	5,94
Unterbrechung eines Patientenkontaktes	5,53	**5,77**	**4,89**[*]	5,69	5,78	5,48
Skala (negative) Konsequenzerwartung[c]	**3,03**[**]	**2,81**	**3,61**[*]	**3,38**	**3,22**	**3,71**[*]
Vorbildfunktion	5,73	5,76	5,66	5,51	5,62	5,28
Anerkennung	**3,00**[**]	3,05	2,87	**2,70**	2,73	2,63
Erhöhung des Zeitdrucks[b]	**2,95**[**]	**2,59**	**3,87**[*]	**3,67**	**3,32**	**4,42**[*]
Hautprobleme[b]	3,75	**3,58**	**4,19**[*]	3,71	3,74	3,64

Arbeitszeitverlängerung [b]	2,43[**]	2,27	2,85[*]	2,72	2,54	3,09[*]
Skala Verhaltensplanung	4,39[**]	4,58	3,91[*]	4,82	4,89	4,68
bei Handschuhwechsel	5,13[**]	5,40	4,42[*]	5,50	5,61	5,25[*]
bei Hindernissen	4,06	4,26	3,56[*]	4,34	4,41	4,18
bei unterlassener Händedesinfektion	3,99[**]	4,08	3,99	4,52	4,53	4,49
Skala Verhaltenskontrolle	5,26[**]	5,52	4,58[*]	5,62	5,81	5,20[*]
Händehygiene-Bewusstsein	5,82	6,12	5,04[*]	5,95	6,13	5,53[*]
Händehygiene-Kenntnis	4,93[**]	5,07	4,59[*]	5,80	5,91	5,56[*]
Händehygiene-Selbstregulationsaufwand	3,05	2,71	3,92[*]	2,92	2,62	3,56[*]

[*] signifikante Ergebnisse innerhalb der Berufsgruppe p <0,05

[**] signifikante Ergebnisse zwischen der Berufsgruppe /Arzt-Pflege-Vergleich p <0,05

[a] Skala bestehend aus neun Items;

[b] invertiertes Item – niedrigere Werte sind wünschenswert

[c] Skala bestehend aus drei Items (Item „Zeitaufwand", Items „fehlende Erinnerungshilfen", Item „keine Risikopatient")

Die Ärzte unterschieden sich signifikant zu den Pflegekräften, wenn sich ärztliche Vorgesetzte ($M_{Ärzte}$=6,47 vs. M_{Pflege}=6,63; p=.048) oder ärztliche Kollegen ($M_{Ärzte}$=6,47 vs. M_{Pflege}=6,63; p=.021) nicht die Hände desinfizieren. Demnach geben mehr Pflegekräfte an, ihr Händehygieneverhalten unabhängig von dem Verhalten anderer zu praktizieren (Vorgesetzte: Ärzte 66,8% vs. Pflege 78,2%; p=.001; Kollegen: Ärzte 68,1% vs. Pflege 77,3%; p=.005). Die ärztlichen Mitarbeiter trauen sich am wenigstens eine Händedesinfektion zu, wenn sie erst ein Desinfektionsmittel holen müssten und es sich nicht in unmittelbarer Umgebung befindet (kleinster Wert 5,19; s. Tab. 10). Hinsichtlich dieser Einschätzung unterscheiden sich die Ärzte signifikant zu ihren pflegerischen Kollegen ($M_{Ärzte}$=5,19 vs. M_{Pflege}=5,86; p<.001). Fast die Hälfte der pflegerischen Mitarbeiter gibt an, dass sie den Aufwand für eine indizierte Händedesinfektion in Kauf nehmen und das Desinfektionsmittel erst besorgen würden (Ärzte: 32,6%; p<.001).

Wie Tab. 10 weiterhin verdeutlicht, sind die Selbstwirksamkeitserwartungen bei den Ärzten, die angeben, compliantes Händehygieneverhalten zu praktizieren, signifikant erhöht. Mit Ausnahme des Items „...wenn sich die Vorgesetzten die Hände nicht desinfizieren" trauen sich die complianten Ärzte eher eine Händedesinfektion zu, also auch wenn es die Kollegen nicht tun (p=.008), es dadurch zeitaufwändiger ist (p<.001), keine Erinnerungshilfen vorhanden sind (p=.009), das Desinfektionsmittel erst geholt werden muss (p<.001), der zu behandelnde Patient keine Risikofaktoren aufweist (p=.009), und es sich um eine Unterbrechung des Patientenkontaktes handelt (p<.001). Bei den Pflegekräften hingegen zeigen sich nur zwei signifikante Unterschiede: Die complianten Pflegekräfte nehmen einen höheren Zeitaufwand wahr, während die weniger complianten Pflegekräfte angeben, dass sie sich eine Händedesinfektion trotz zusätzlicher Zeit zutrauen ($M_{compliante\ Pflege}$=6,31 vs. $M_{weniger\ compliante\ Pflege}$=5,78; p<.001; s. Tab. 11).

5.2.3 Konsequenzerwartungen

Wie Tab. 10 zeigt, nimmt sich die Mehrheit der Ärzte und Pflegekräfte im Falle leitliniengerechten Händehygieneverhaltens als Vorbild wahr ($M_{Ärzte}$=5,73 vs. M_{Pflege}=5,51; p=.094). Weiterhin wird deutlich, dass Ärzte und Pflegkräfte insgesamt wenig Anerkennung für leitliniengerechtes Händehygieneverhalten wahrnehmen. Der Vergleich der Berufsgruppen zeigt, dass die pflegerischen Mitarbeiter tendenziell noch weniger Anerkennung wahrnehmen ($M_{Ärzte}$=3,00 vs. M_{Pflege}=2,7; p=.094). Innerhalb der Berufsgruppen zeigt sich, dass positive Konsequenzerwartungen keine signifikanten Unterschiede zwischen complianten und weniger complianten Händehygieneverhalten zeigen (Vorbild: $M_{compliante\ Ärzte}$=5,76 vs. $M_{weniger\ compliante\ Ärzte}$=5,66; p=.651 und $M_{compliante\ Pflege}$=5,62 vs. $M_{weniger\ compliante\ Pflege}$=5,28; p=.076; Anerkennung: $M_{compliante\ Ärzte}$=3,05 vs. $M_{weniger\ compliante\ Ärzte}$=2,87; p=.474 und $M_{compliante\ Pflege}$=2,73 vs. $M_{weniger\ compliante\ Pflege}$=2,63; p=.618). Ein anderes Bild ergibt sich bei den negativen Konsequenzerwartungen. Hierbei zeigt sich, dass die complianten Ärzte angeben, dass sie weniger Zeitdruck wahrnehmen (p<.001), weniger Hautprobleme haben (p=.011) und sich durch die Händehygiene die Arbeitszeit nicht verlängert (p=.010). Ähnliche Einschätzungen sind auch bei den Pflegekräften zu beobachten: compliante Mitarbeiter sehen weniger den Zeitdruck (p<.001) und keine Arbeitszeitverlängerung durch leitliniengerechtes Händehygieneverhalten (p=.014).

- *Wie stark planen und kontrollieren Ärzte und Pflegekräfte ihr infektionspräventives Verhalten?*

5.2.4 Verhaltensplanung

Im Hinblick auf die Verhaltensplanung zeigt Tab. 10, dass die Pflegekräfte insgesamt höhere Werte auf der entsprechenden Skala angeben ($M_{Ärzte}$=4,39 vs. M_{Pflege}=4,82; p<.001). Dabei planen die pflegerischen Mitarbeiter die Händehygiene eher bei einem Handschuhwechsel ($M_{Ärzte}$=5,13 vs. M_{Pflege}=5,50; p=.004) oder nach Unterlassung einer Händedesinfektion, wie sie dieses beim nächsten Mal optimieren können ($M_{Ärzte}$=3,99 vs. M_{Pflege}=4,52; p<.001). Die Pflegekräfte planen insgesamt auch häufiger, wie sie mit Hindernissen im Händehygienekontext umgehen sollen, allerdings zeigt sich im Vergleich zu den Ärzten nur eine Tendenz ($M_{Ärzte}$=4,06 vs. M_{Pflege}=4,34; p=.064; s. Tab. 10). Betrachtet man die Werte innerhalb der Berufsgruppen, wird vor allem bei den Ärzten deutlich, dass die complianten Mitarbeiter signifikant höhere Werte auf der Skala „Verhaltensplanung" haben als ihre weniger complianten Kollegen ($M_{compliante\ Ärzte}$=4,58 vs. $M_{weniger\ compliante\ Ärzte}$=3,91; p=.001). Sie planen signifikant häufiger Szenarien, die einen Handschuhwechsel implizieren (p<.001) oder eventuelle Hindernisse für leitliniengerechtes Verhalten darstellen könnten (p=.005). Bei den Pflegekräften zeigt sich lediglich ein Unterschied bei der Planung eines Handschuhwechsels (p=.038).

5.2.5 Verhaltenskontrolle

Die Werte der Skala Verhaltenskontrolle sind im Vergleich zur Verhaltensplanung bei beiden Berufsgruppen höher (Ärzte Skala VP: 4,39 vs. Skala VK: 5,26; p<.001 und Pflege Skala VP: 4,82 vs. Skala VK: 5,61; p<.001.). Demnach planen die Ärzte und Pflegekräfte ihr präventives Verhalten weniger, sondern sie kontrollieren es eher im Anschluss. Wie Tab. 10 zeigt, vergewissern sich sowohl Ärzte als auch Pflegekräfte, ob sie sich die Hände desinfizieren, und folglich haben beide Berufsgruppen ein hohes Händehygiene-Bewusstsein ($M_{Ärzte}$=5,82 vs. M_{Pflege}=5,95; p=.195). Allerdings zeigt sich, dass die Pflegekräfte angeben, dass sie eine bessere Händehygiene-Kenntnis besitzen ($M_{Ärzte}$=4,93 vs. M_{Pflege}=5,80; p<.001). Bei den Ärzten geben 21% an, dass sie die leitliniengerechten Anforderungen an die Händehygiene kennen (Pflege: 36,9%; p<.001). Beim Vergleich innerhalb der Berufsgruppen (compliante vs. weniger compliante Mitarbeiter) zeigen sich sowohl bei der Gruppe der Ärzte als auch bei der Gruppe der Pflegekräfte signifikante Unterschiede hinsichtlich des Hygiene-Bewusstseins (Ärzte und Pflege jeweils p<.001), der Leitlinienkenntnis (Ärzte p=.023 und Pflege p=.021) und dem Selbstregulationsaufwand (Ärzte und Pflege jeweils p<.001; s. Tab. 10).

5.3 Einschätzungen zur Risikowahrnehmung

Die subjektive Risikowahrnehmung der Ärzte und Pflegekräfte der MHH wird unter drei Gesichtspunkten analysiert. Im ersten Schritt folgen die Einschätzungen einer potenziellen Erregerübertragung im Krankenhaus, wenn (1) eine Händedesinfektion bzw. (2) wenn keine Händedesinfektion erfolgt. Im Anschluss werden die Daten im Hinblick auf einen optimistischen Fehlschluss überprüft. Somit wird der Frage nachgegangen, ob die Ärzte und Pflegekräfte ihr eigenes Risiko für eine potenzielle Erregerübertragung im Klinikalltag unterschätzen. Im letzten Schritt wird der Glaube an die Effektivität überprüft. Anschließend werden die Zusammenhänge dieser Überzeugung mit weiteren händehygienerelevanten Überzeugungen in logistischen Regressionsanalysen dargestellt und überprüft.

- *Wie hoch schätzen Ärzte und Pflegekräfte die Wahrscheinlichkeit ein, dass durch sie Krankheitserreger im Krankenhaus übertragen werden?*

5.3.1 Subjektive Risikowahrnehmung der Ärzte und Pflegekräfte mit Händedesinfektion

Bei der Risikoeinschätzung zur Erregerübertragung im Krankenhaus mit Hände-desinfektion (mit HD) wurde ermittelt, dass die Ärzte eine höhere Wahrschein-lichkeit annehmen, dass durch sie Erreger im Krankenhaus übertragen werden, wenn sie sich die Hände desinfizieren (s. Abb. 13: $M_{Ärzte}$ = 4,0 vs. M_{Pflege}= 3,5; p<.001).

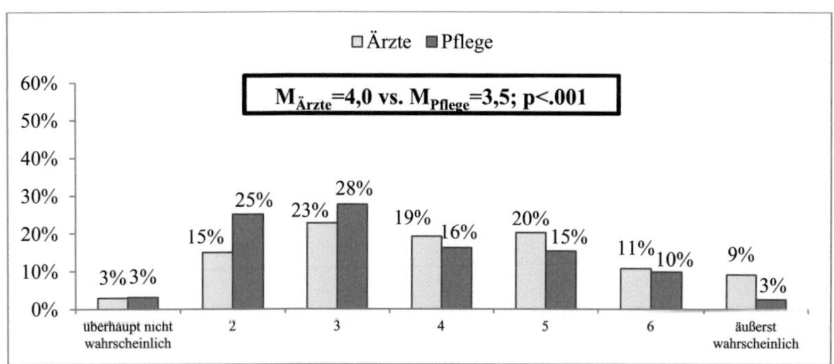

Abbildung 13: Risikowahrnehmung der Erregerübertragung mit Händedesinfektion der Ärzte und Pflegekräfte (*Wie schätzen Sie die Wahrscheinlichkeit ein, dass durch Sie trotz Händedesinfektion Infektionserreger im Krankenhaus übertragen werden?*)

5.3.2 Subjektive Risikowahrnehmung der Ärzte und Pflegekräfte ohne Händedesinfektion

Wird eine Händedesinfektion unterlassen, nehmen die Pflegekräfte eine statis-tisch signifikant höhere Wahrscheinlichkeit wahr, Erreger im Krankenhaus zu übertragen (s. Abb. 14: $M_{Ärzte}$ = 6,3 vs. M_{Pflege}= 6,5; p=.024). Sowohl Ärzte ($M_{mit\ HD}$= 4,0 vs. $M_{ohne\ HD}$ = 6,3; p<.001) also auch Pflegekräfte ($M_{mit\ HD}$ = 3,5 vs. M_{ohne}

$_{HD}$ = 6,5; p<.001) nehmen eine höhere Wahrscheinlichkeit der Erregerübertragung wahr, wenn sie sich nicht die Hände desinfizieren.

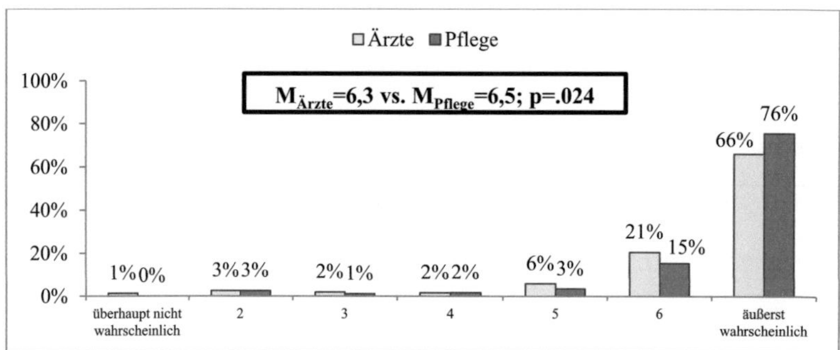

Abbildung 14: Subjektive Risikowahrnehmung der Ärzte und Pflegekräfte ohne Händedesinfektion (*Und wie schätzen Sie diese Wahrscheinlichkeit ein, wenn Sie sich Ihre Hände nicht desinfizieren?*)

- *Schätzen die Ärzte und Pflegekräfte ihr Risiko, Krankheitserreger im Krankenhaus zu übertragen, realistisch ein? (optimistische Fehlschluss)*

5.3.3 Subjektive Risikowahrnehmung ohne Händedesinfektion im Vergleich zu den Kollegen

Ohne Händedesinfektion sehen Ärzte im Vergleich zu den Pflegekräften eine niedrigere Wahrscheinlichkeit für eine Übertragung sowohl durch sich selbst (M=6,5 vs. M=6,3; p=.024) als auch durch ihre Kollegen (M=6,2 vs. M=6,5; p=.007; s. Abb. 15).

Ein optimistischer Fehlschluss (Berechnungen mit Mittelwert nach indirekter Methode; s. o. Tab. 5 [164]) ist weder bei Ärzten noch Pflegekräften nachweisbar (M=0,1 vs. M=0,04; p=.407; hier nicht dargestellt), bei den Ärzten lag sogar ein geringfügiger unrealistischer Pessimismus vor (M=0,1; p=.039).

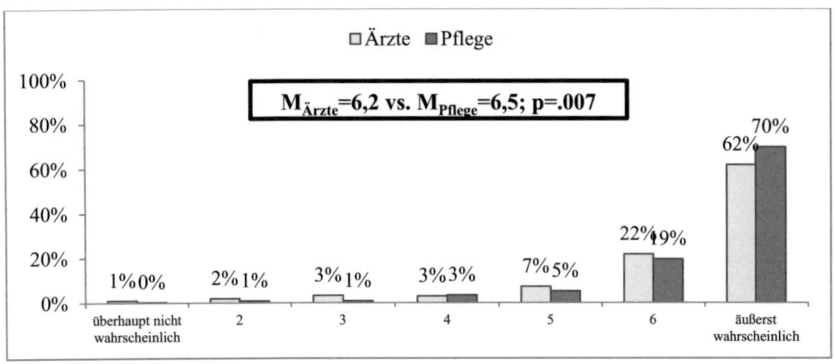

Abbildung 15: Subjektive Risikowahrnehmung der Ärzte und Pflegekräfte – Einschätzung für einen Kollegen (*Und wie schätzen Sie diese Wahrscheinlichkeit ein, wenn ein Kollege sich seine Hände nicht desinfiziert?*)

- *Sind Ärzte und Pflegekräfte von der übertragungspräventiven Effektivität der Händehygiene überzeugt?*

5.3.4 Glaube an die Effektivität der Händedesinfektion der Ärzte und Pflegekräfte

Wie in Abb. 16 dargestellt, geben 16% der Ärzte und 9% der Pflegekräfte an, dass sie dieselbe Wahrscheinlichkeit einer Erregerübertragung sowohl mit Händedesinfektion als auch ohne Händedesinfektion einschätzen. Sie geben somit an, dass sie subjektiv keine Risikoreduktion wahrnehmen. Demgegenüber geben 9% der Ärzte und 18% der Pflegekräfte eine hohe bis maximale Risikoreduktion mit ihrer eigenen Händedesinfektion an (Skalenwerte „5" und „6"). Ihrer Ansicht nach kann durch die eigene Händehygiene die Erregerübertragung im Krankenhaus verringert werden. Der größere Anteil sowohl bei den Ärzten (76%) als auch bei den Pflegekräften (73%) geht von einer subjektiven Risikoreduktion im mittleren Bereich aus. Insgesamt zeigt sich, dass die Pflegekräfte von der Effektivität der eigenen Händehygiene überzeugter sind ($M_{Ärzte}$= 2,4 vs. M_{Pflege}= 3,0; p<.001).

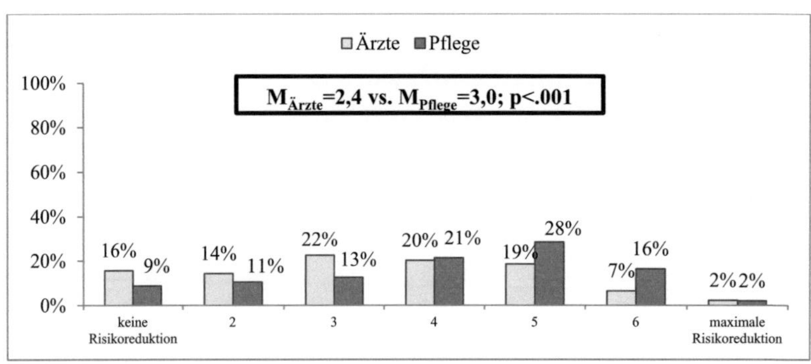

Abbildung 16: Konstrukt „Glaube an die Effektivität der eigenen Händehygiene" der Ärzte und Pflegekräfte

5.3.5 Zusammenhänge mit weiteren compliancerelevanten Einflussfaktoren

Für die nächsten Analysen wurde die Variable „Glaube an die Effektivität" trichotomisiert („keine Risikoreduktion": Skalenpunkt 0, „mittlere Risikoreduktion": 2-5, „hohe bis maximale Risikoreduktion": 6-7). Dabei werden die Einflüsse auf die händehygienische Motivation, das infektionspräventive Verständnis, die Selbstwirksamkeitserwartung bzgl. der Aufrechterhaltung der Händehygiene und die Leitlinienkenntnis untersucht.

Wie Abb. 17 zunächst veranschaulicht, geben 75% der befragten Ärzte und 78% der Pflegekräfte an, maximal motiviert zu sein, die hygienische Händedesinfektion zu praktizieren (p=.234).

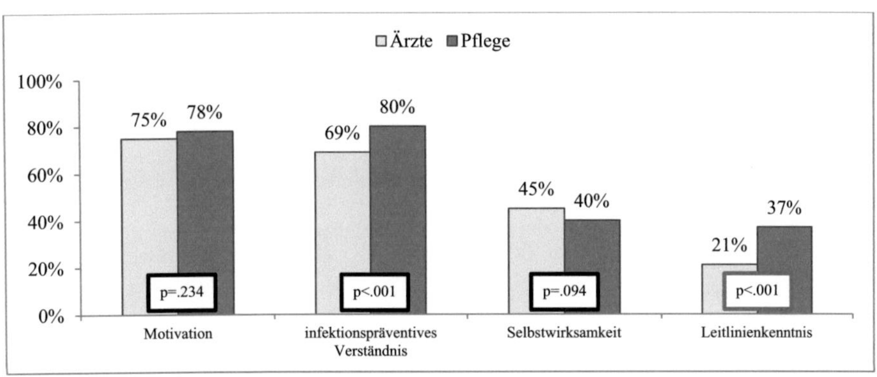

Abbildung 17: Compliancerelevanten Einflussfaktoren der Ärzte und Pflegekräfte (jeweils maximalste Ausprägung)

Abb. 18 zeigt die Anteile solch höchstmotivierter Mitarbeiter in Abhängigkeit von der Überzeugung, dass die eigene Händehygiene auch tatsächlich infektionspräventiv wirkt. Sie verdeutlicht den signifikanten Zusammenhang zwischen den beiden Variablen (hohe Motivation bei Ärzten: 96% in der Gruppe mit starker Überzeugung vs. 71% in der Gruppe ohne wahrgenommene Risikoreduktion, p=.029; Pflegekräfte: 91% vs. 67%, p=.007).

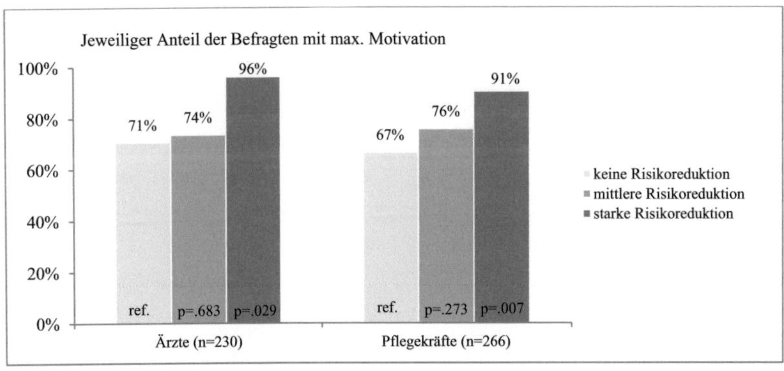

Abbildung 18: Zusammenhänge mit compliancerelevanten Einflussfaktoren; Ergebnis I der logistischen Regressionen für Ärzte und Pflegekräfte

Dementsprechend kann Tab. 11 entnommen werden, dass die Odds, maximale Werte bei der Motivation zu erreichen, bei den Ärzten mit hoher Risikoreduktionseinschätzung auch zehn Mal höher sind als in der Gruppe, die angeben, keine

Risikoreduktion durch die Händedesinfektion zu sehen (OR = 10,3, 95% CI [1,3-83,5]). Für die Pflegekräfte ist diese Chance hingegen fünf Mal höher (OR = 4,8, 95% CI [1,5-14,8]).

Tabelle 11: Überblick der Ergebnisse der logistischen Regressionsanalysen für die Ärzte und Pflegekräfte

		Ärzte (N=307)				Pflegekräfte (N=342)			
		N	%	OR	95% CI	N	%	OR	95% CI
Motivation	Keine Risikoreduktion (Referenzgruppe)	34	71%	-	-	20	67%	-	-
	Mittlere Risikoreduktion	171	74%	1,2	[0,6-2,3]	189	76%	1,6	[0,7-3,6]
	Hohe/Maximale Risikoreduktion	25	96%	10,3	[1,3-83,5]	57	91%	4,8	[1,5-14,8]
Infektionspräventives Verständnis	Keine Risikoreduktion (Referenzgruppe)	31	66%	-	-	20	67%	-	-
	Mittlere Risikoreduktion	155	68%	1,0	[0,6-2,1]	196	79%	1,9	[0,8-4,3]
	Hohe/Maximale Risikoreduktion	24	89%	4,1	[1,1-15,8]	58	92%	5,8	[1,8-19,0]
Selbstwirk-samkeits-	Keine Risikoreduktion (Referenzgruppe)	21	44%	-	-	6	20%	-	-

Mittlere Risikoreduktion	97	43%	0,9	[0,5-1,8]	91	37%	2,4	[0,9-6,0]
Hohe/Maximale Risikoreduktion	19	70%	3,1	[1,1-8,3]	37	61%	6,2	[2,2-17,3]
Keine Risikoreduktion (Referenzgruppe)	9	19%	-	-	10	33%	-	-
Mittlere Risikoreduktion	46	20%	1,1	[0,5-2,4]	90	36%	1,1	[0,5-2,5]
Hohe/Maximale Risikoreduktion	10	37%	2,5	[0,9-7,4]	28	44%	1,6	[0,6-4,0]

Leitlinienkenntnis

Wie Abb. 17 zeigt, geben 69% der Ärzte und 80% der Pflegekräfte an, mit ihrer Händehygiene zur Vermeidung von Infektionen beizutragen (p<.001; s. S.72). Ähnlich wie bei dem Outcome Motivation ist festzustellen, dass bei den Personen, die die übertragungspräventive Effektivität der Händehygiene als sehr hoch einschätzen, eine starke Überzeugung zur allgemeinen Infektionsprävention angeben (s. Abb. 19: Ärzte: 89% vs. 66% in der Gruppe ohne wahrgenommene Risikoreduktion, p=.039; Pflegekräfte: 92% vs. 67%, p=.004).

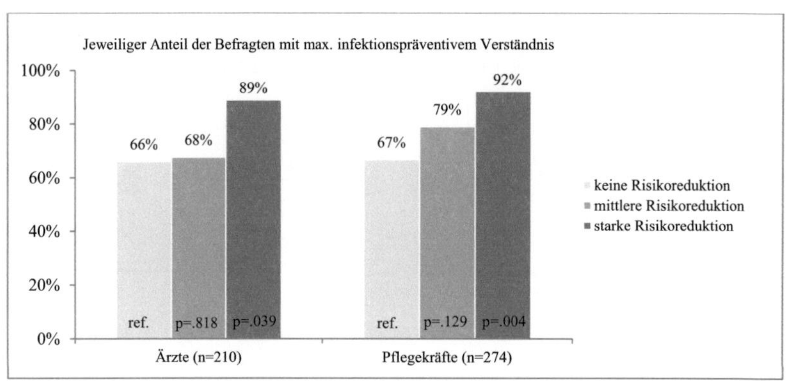

Abbildung 19: Zusammenhänge mit compliancerelevanten Einflussfaktoren; Ergebnis II der logistischen Regression für Ärzte und Pflegekräfte

Wie Tab. 11 zeigt, sind die Odds maximaler Werte bei der Konsequenzerwartung bei den Ärzte mit einer hohen Risikoreduktionseinschätzung vier Mal höher als in der Gruppe, die angeben, keine Risikoreduktion durch die Händedesinfektion zu sehen (OR: 4,1, 95% CI [1,1-15,8]). Für die Pflegekräfte ist diese Wahrscheinlichkeit hingegen sogar sechs Mal höher (OR 5,8, 95% CI [1,8-19,0]).

Die Antworttendenzen des medizinischen Personals der Skala „Selbstwirksamkeitserwartung zur Aufrechterhaltung des Händehygieneverhaltens" zeigt wiederum Abb. 17. Hinsichtlich der drei Umsetzungsbarrieren (Händehygiene benötigt mehr Zeit, keine Erinnerungshilfen und keine Risikofaktoren eines zu behandelnden Patienten) erreichen die Ärzte und Pflegekräfte deutlich geringere Anteile an maximalen Werten als bei der Motivation bzw. der infektionspräventiven Überzeugung. Fünfundvierzig Prozent der Ärzte und 40% der pflegerischen Mitarbeiter geben an, dass sie sich trotz Barrieren „voll und ganz" zutrauen, leitliniengerechtes Händehygieneverhalten zu zeigen (p=.094; s. S. 99).

Betrachtet man Abb. 20, so wird deutlich, dass die Anteile maximaler Selbstwirksamkeitserwartung bzgl. Aufrechterhaltung bei einer starken Überzeugung, dass Händehygiene effektiv ist, sowohl bei den Ärzten (70% vs. 44%; p=.029) als auch bei den Pflegekräften (61% vs. 20%; p=.001) deutlich erhöht sind. Die

Odds für die ärztlichen Mitarbeiter mit hoher Risikoreduktionseinschätzung, maximale Werte bei der Selbstwirksamkeitsskala zu erreichen, sind demensprechend im Vergleich zu der Gruppe, die die Händehygiene nicht als infektionspräventiv sehen, circa drei Mal höher (s. Tab. 11 OR = 3,1, 95% CI [1,1-8,3]). Für die Pflegekräfte ist diese Wahrscheinlichkeit sechs Mal höher (OR = 6,2, 95% CI [2,2-17,3]).

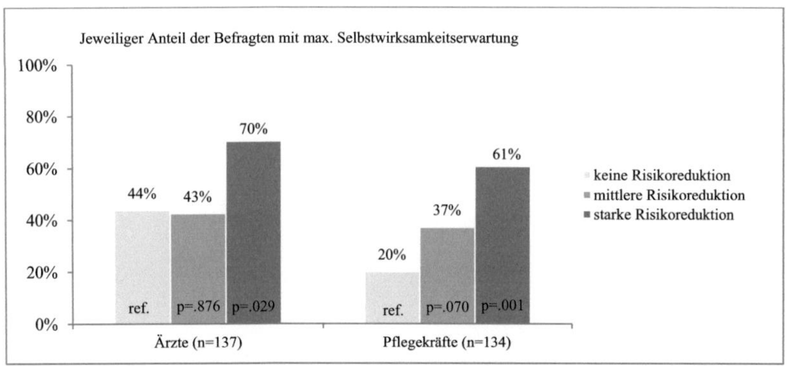

Abbildung 20: Zusammenhänge mit compliancerelevanten Einflussfaktoren; Ergebnis III der logistischen Regressionen für Ärzte und Pflegekräfte

Der letzte verhaltensrelevante Faktor – Leitlinienkenntnis – zeigt eine insgesamt niedrigere Antworttendenz der Befragten (s. Abb. 17). Nur 21% der Ärzte und 37% der Pflegekräfte geben an, dass ihnen die leitliniengerechten Anforderungen an die Händedesinfektion vollkommen bekannt sind (p<.001, s. S. 99).

Somit ist von keiner ausgeprägten Leitlinienkenntnis auszugehen, und gleichzeitig ist dies nicht statistisch signifikant mit der risikobezogenen Überzeugung assoziiert (Ärzte: 37% vs. 19%; p=.085; Pflegekräfte: 44% vs. 33%; p=.310; s. Abb. 21). Abschließend zeigt die Tab. 11, dass die Odds für die Ärzte mit einer hohen Risikoreduktionseinschätzung, auch maximale Werte bei der Verhaltenskontrolle zu erreichen, im Vergleich mit der Gruppe, die angeben, keine Risikoreduktion durch die Händedesinfektion zu sehen, drei Mal höher sind (OR = 2,5, 95% CI [0,9-7,4]). Für die Pflegekräfte ist diese Wahrscheinlichkeit um den Faktor 1,6 erhöht (OR = 1,6, 95% CI [0,6-4,0]).

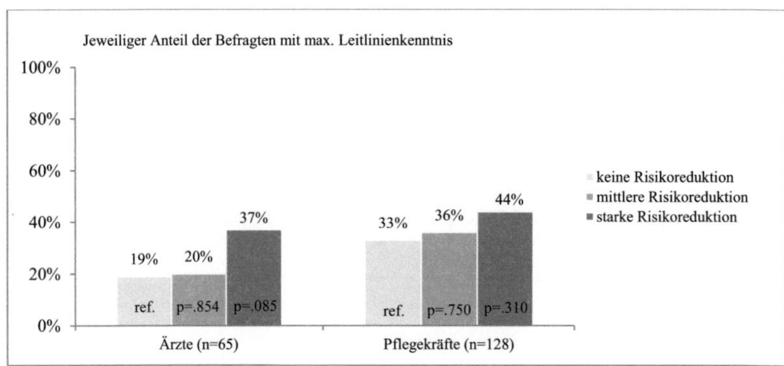

Abbildung 21: Zusammenhänge mit compliancerelevanten Einflussfaktoren; Ergebnis IV der logistischen Regression für Ärzte und Pflegekräfte

6 Diskussion

Die empirischen Ergebnisse der vorliegenden Arbeit lassen sich wie folgt zusammenfassen. Wie in Abb. 22 veranschaulicht, beginnt ihre Einordnung in das HAPA-Modell bei der präintentionalen Phase und den dazugehörigen Konstrukten der Risikowahrnehmung, der Selbstwirksamkeitserwartung sowie der händehygienischen Konsequenzerwartung. Die Ärzte der MHH nehmen eine höhere Wahrscheinlichkeit einer Erregerübertragung im Krankenhaus an, wenn sie sich die Hände desinfizieren. Ein Großteil des medizinischen Personals geht von einer Effektivität der eigenen Händehygiene im mittleren Bereich aus. Insgesamt zweifeln die Pflegekräfte weniger an der übertragungspräventiven Effektivität der eigenen Händehygiene. Hingegen sich bei den Ärzten eine Tendenz zum „Hygiene-Pessimismus" zeigt (s. Abb. 22).

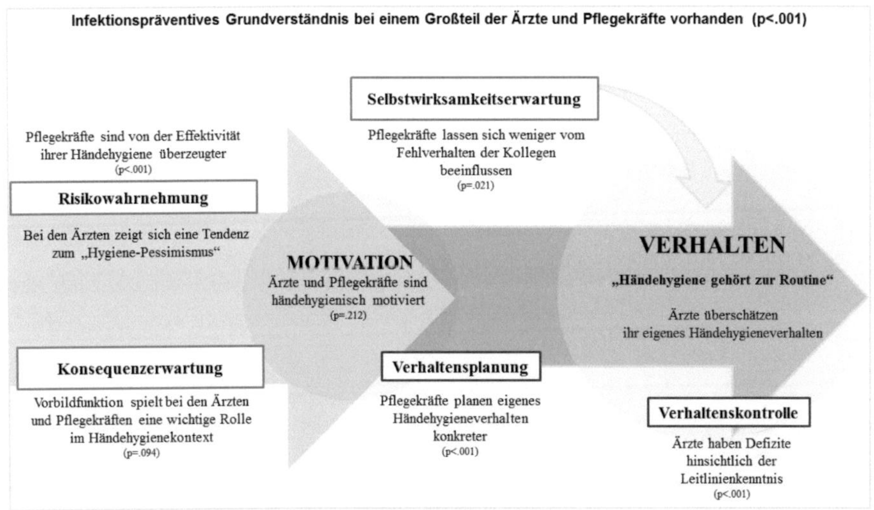

Abbildung 22: Zentrale Ergebnisse auf einen Blick
Anm.: Die p-Werte beziehen sich auf den Ärzte-Pflege-Vergleich

Ärzte und Pflegekräfte verfügen grundsätzlich über ein hohes Maß an Selbstwirksamkeitserwartungen. Ferner lassen sich die Pflegekräfte von der Non-Compliance ihrer Kollegen oder Vorgesetzten weniger beeinflussen. Wie Abb.

22 zeigt, ist es für die Ärzte und Pflegekräfte der MHH wichtig, ein händehygienisches Vorbild für ihre Kollegen zu sein.

Grundsätzlich kann bei den Ärzten und Pflegekräften davon ausgegangen werden, dass ein infektionspräventives Grundverständnis vorhanden ist. Zudem sind die Mitarbeiter auf den Intensivstationen stark motiviert, sich leitliniengerecht zu verhalten. Die Pflegekräfte sind tendenziell händehygienisch motivierter als ihre ärztlichen Kollegen (s. Abb. 22).

Abb. 22 zeigt weiterhin, dass die Pflegekräfte tendenziell mit der Verhaltensplanung vertrauter sind. Zusätzlich zeigen sich Defizite bei der Leitlinienkenntnis, vor allem auf ärztlicher Seite.

Die Ärzte und Pflegekräfte schätzen ihr eigenes Händehygieneverhalten als sehr leitliniengerecht ein. Beide Berufsgruppen schätzen sich complianter ein, als sie es laut standardisierter Compliancebeobachtung tatsächlich sind. Dabei zeigen sich größere Überschätzungstendenzen bei der Ärzteschaft (s. Abb. 22). Für fast alle Mitarbeiter ist die Händehygiene zur Routine im Klinikalltag geworden. Somit kann ein Großteil der Mitarbeiter als „Handelnde" bezeichnet werden.

Über diese Analysen hinaus konnte gezeigt werden, dass die Überzeugung der Effektivität der eigenen Händehygiene sowohl bei den Ärzten als auch bei den Pflegekräften mit der Motivationslage zur leitliniengerechten Umsetzung der Händehygiene einher geht. Der Glaube an die Effektivität stellt somit für das medizinische Personal eine Grundlage für das Händehygieneverhalten dar.

Die Diskussion dieser Ergebnisse wird im Folgenden in drei Bereiche gegliedert:

1. Infektionspräventives Verständnis der Ärzte und Pflegekräfte
2. Motivationale und verhaltensrelevante Faktoren der Ärzte und Pflegekräfte
3. Risikowahrnehmung der Ärzte und Pflegekräfte

Anschließend wird auf die methodischen Limitationen der Studie eingegangen (Abschnitt 6.4), bevor im letzten Abschnitt die Elemente einer verhaltenspsychologisch orientierten „Toolbox" zur Infektionsprävention skizziert werden (Schlussfolgerung und Ausblick, Abschnitt 7).

6.1 Infektionspräventives Verständnis der Ärzte und Pflegekräfte

Um der Herausforderung der Prävention von nosokomialen Infektionen gerecht zu werden, ist für die Entwicklung von Interventionen zur Steigerung des Händehygieneverhaltens entscheidend zu wissen, in welchem infektionspräventiven „Mindset" sich die potenziellen Schulungsteilnehmer befinden. Hierfür wurden die Einschätzungen zum Verständnis der Infektionsprävention stratifiziert nach Berufsgruppen betrachtet und gemäß der Hypothese untersucht, inwieweit die Themen Infektionsprävention und Händehygiene im Klinikalltag sowohl bei den Ärzten als auch bei den Pflegekräften der MHH grundlegend verankert sind.

Für die intensivmedizinisch-tätigen Ärzte und Pflegekräfte der MHH konnte gezeigt werden, dass ein Großteil der Mitarbeiter ein infektionspräventives Verständnis hat. Sowohl Ärzte als auch Pflegekräfte haben ein Bewusstsein dafür, dass Händehygiene zur Vermeidung von Infektionen im Klinikalltag beiträgt. Somit haben die medizinischen Mitarbeiter der MHH eine ähnlich positive Einstellung zur Infektionsprävention wie andere medizinische Mitarbeiter aus dem Intensivbereich [170].

Darüber hinaus zeigt sich jedoch, dass die Pflegekräfte überzeugter als ihre ärztlichen Kollegen davon waren, dass sie mithilfe der Händedesinfektion zur Vermeidung von Infektionen beitragen. So zeigten sich auch in der Studie von Pittet et al. [26], in der nur Ärzte befragt worden waren, wesentlich höhere Einschätzungen zum infektionspräventiven Verständnis bei den dort befragten Schweizer Ärzten [ebd.]: Über 90% gaben an, dass die Händehygiene ein effektives Mittel zur Vermeidung von nosokomialen Infektionen ist.

Aus der Literatur insgesamt ist bekannt, dass Ärzte skeptischer gegenüber der Effektivität und Wirksamkeit der Händehygiene sind als andere Berufsgruppen

[106]. Schlussfolgernd sollten Ärzte hinsichtlich dieser infektionspräventiven Grundüberlegung fokussiert und infektions-präventiv noch stärker überzeugt werden. Dies belegen auch die dargestellten Compliance-Verläufe der ITS- und KMT-Stationen der MHH von 2008 bis 2013 [7].

6.2 Motivationale und verhaltensrelevante Faktoren der Ärzte und Pflegekräfte

Im Folgenden wird die Forschungsfrage diskutiert, ob die medizinischen Mitarbeiter händehygienische Motivations- bzw. Verhaltensdefizite haben.

6.2.1 Motivation

Angesichts der Tatsache, dass das Händehygieneverhalten bereits auf allen Stationen umgesetzt wird, ist es wenig verwunderlich, dass die Mehrheit der Ärzte und Pflegekräfte angeben, dass sie händehygienisch motiviert sind. Diese Ergebnisse sind fast deckungsgleich zu den Einschätzungen der Schweizer Ärzte (77% [26]). Ferner konnte durch Analysen die Tendenz bestätigt werden, dass Pflegekräfte motivierter sind, die Händehygiene umzusetzen.

Diese Intention ist für den gesamten Verhaltensprozess wichtig und muss fortführend aufrechterhalten werden. Zugleich muss die Motivation der Ärzte und Pflegekräfte dafür genutzt werden, um die Bereitschaft zu aktivieren – im infektionspräventiven Sinne – noch besser zu agieren [171].

Allerdings ist diese Aktivierung außerordentlich schwierig, wenn sich die Mitarbeiter einerseits hochmotiviert fühlen und anderseits davon ausgehen, sich immer leitliniengerecht zu verhalten. Für eine aktive Verhaltensverbesserung ist ein Problembewusstsein erforderlich: Besteht aus Sicht der betreffenden Ärzte und Pflegekräfte kein akuter Handlungsbedarf, werden mutmaßlich auch keine weiteren Bemühungen in diesem Kontext angestrebt [167].

6.2.2 Frequenz

Wie eingangs vermutet, geben beide Berufsgruppen zum Großteil an, dass sie sich immer die Hände desinfizieren. Lediglich ein kleiner Anteil der Ärzte und Pflegekräfte gibt an, sich nicht immer leitliniengerecht zu verhalten. Bei dieser Gruppe der selbstberichteten *weniger complianten* Mitarbeiter ist das Änderungs- bzw. Verbesserungspotenzial größer, da sie bereits über diese Form der Selbstwahrnehmung verfügen.

In der Gesamtheit zeigt sich, dass sich vor allem die Ärzte leitliniengerechter einschätzen als sie es laut Compliance-Beobachtungen sind [7]. In einer Arbeit von Jenner wurde ebenfalls beschrieben, dass Ärzte ihr eigenes Händehygieneverhalten überschätzen [99]. Die Pflege-kräfte der MHH zeigen auch Überschätzungstendenzen, jedoch ist dieser Unterschied kleiner als bei den Ärzten. Bei den Untersuchungen von O'Boyle et al. konnten ähnliche Tendenzen bei Pflegkräften nachgewiesen werden [116]. Grundsätzlich kann somit bestätigt werden, dass vor allem Ärzte, aber auch Pflegekräfte unrealistische Einschätzungen zum eigenen Händehygieneverhalten haben [172].

Die tendenziell bessere Fähigkeit zur Selbstreflektion der Pflegekräfte kann einerseits gestärkt und anderseits zusätzlich für die Einsicht zur Optimierung der Infektionsprävention genutzt werden [128]. Der Grund für die Überschätzung des ärztlichen Händehygieneverhaltens kann mithilfe der verhaltenspsychologischen Technik des Spiegelns bearbeitet werden [ebd.]. Hierfür eignet sich die Gegenüberstellung der standardisierten Daten und den selbstberichteten Einschätzungen zur Händehygienecompliance. Dabei geht es vor allem um eine sorgfältige Vorgehensweise: Wenn einem Arzt nur eine oder zwei Indikationen der Händedesinfektion genau bekannt sind, ist es unrealistisch, dass er bei den anderen Indikationen korrektes Händehygieneverhalten umsetzen wird. Hierfür bietet sich der mehrfach beschriebene Einfluss durch den Input des Händehygienewissens aus den Leitlinien an [105].

6.2.3 Phasenzugehörigkeit

Laut dem HAPA-Verständnis werden die Mitarbeiter als „Handelnde" bezeichnet, die das präventive Verhalten zeigen und zudem in ihrem Handeln routiniert sind. Das impliziert im Händehygienekontext der MHH, dass fast alle Ärzte und Pflegekräfte in der Handlungsphase sind. Es handelt sich demnach auch um kein Verhaltensproblem der Mitarbeiter, sondern eher um ein Problem der leitliniengerechten Umsetzung.

Hierbei stellt sich zunächst die Frage, inwieweit das HAPA-Modell und seine Einteilung der einzelnen Personen zu den jeweiligen Phasen im Händehygienekontext generalisierbar ist. Eine Differenzierung zwischen „infektionspräventiv" und „weniger infektionspräventiv" Handelnden sollte im Hygienekontext in das Modell eingefügt werden. Es gibt einen Unterschied, ob gelegentlich infektionspräventiv gehandelt oder ob dauerhaft ein leitliniengerechtes Händehygieneverhalten praktiziert wird.

Dieses absolut compliante Händehygieneverhalten impliziert gemäß dem HAPA-Verständnis, dass vor allem starke Selbstwirksamkeitserwartung und konkrete Konsequenzerwartungen vorhanden sein müssen [8]. Ferner spielen die postintentionale Verhaltensplanung und Verhaltenskontrolle eine wichtige Rolle. Folglich ist es von besonderem Interesse zu analysieren, wie die Ärzte und Pflegekräfte ihre Selbstwirksamkeitserwartungen bzgl. möglicher Barrieren einschätzen und welche Unterschiede sich zwischen den *complianten* und den *weniger complianten* Mitarbeitern ergeben.

6.2.4 Selbstwirksamkeitserwartung

Angesichts der hohen Motivation und dem selbstberichteten complianten Händehygieneverhalten sind die Selbstwirksamkeitserwartungen erwartungsgemäß bei beiden Berufsgruppen auf hohem Niveau. Diese hohen Ausprägungen im Zusammenhang mit der Händehygienecompliance und der Selbstwirksamkeitserwartung werden auch in anderen Studien aus Belgien und den Niederlanden dargestellt [172]. Interessant ist bei den aktuellen Auswertungen, dass die Pflegekräfte angaben, ihr Händehygieneverhalten unabhängig von dem Verhalten anderer zu praktizieren und sich im Vergleich zu den Ärzten weniger von der Non-Compliance ihrer Vorgesetzten oder der Kollegen beeinflussen lassen.

Dieses Ergebnis könnte somit ein weiterer Hinweis für den Unterschied der ärztlichen und pflegerischen Händehygienecompliance sein: Während die Ärzte noch damit „beschäftigt" sind, zu analysieren, ob der Oberarzt sich zu Beginn der Visite die Hände desinfiziert [113], desinfizieren sich die Pflegekräfte ihre Hände, ohne das Verhalten anderer zu berücksichtigen. Der soziale Einfluss spielt für die Pflegekräfte somit eher eine untergeordnete Rolle. Dies spiegelt sich auch in anderen Analysen im Rahmen des PSYGIENE-Projektes wider [173]). Auch in der Untersuchung von De Wandel et al. hat der soziale Einfluss keinen prädiktiven Wert für die Händehygienecompliance der Pflegekräfte [172].

Durch die Analyse der Risikofaktoren für Non-Compliance konnte u. a. ermittelt werden, dass das Fehlen von Desinfektionsmittelspendern ungünstige Auswirkungen auf das Händehygieneverhalten hat [109]. Diese ungünstige Tendenz konnte vor allem bei den Ärzten der MHH nachgewiesen werden. Sie gaben an, dass sie sich eine Händedesinfektion weniger zutrauen, wenn sie kein Desinfektionsmittel zur Hand haben, wohingegen auch hier die Pflegkräfte mehr händehygienisches Engagement zeigen würden.

Die bisherigen Unterschiede zwischen Ärzten und Pflegekräften hinsichtlich der grundlegenden Sachverhalte wie infektionspräventives Verständnis und händehygienische Motivation machen deutlich, dass die Entwicklung von Interventionen vor allem berufsgruppenspezifisch sein sollte [106,174]. Daher werden die Ergebnisse innerhalb der Berufsgruppen nach *complianten* und *weniger complianten* Händehygieneverhalten im Folgenden erörtert.

Die subjektiv *complianten* Ärzte trauen sich eher eine Händedesinfektion zu, auch wenn sich ihre Kollegen die Hände nicht desinfizieren oder wenn sie es insgesamt als zeitaufwändiger empfinden. Bei den Ärzten ist es demnach compliancefördernd, wenn die Selbstwirksamkeitserwartungen verhaltenspsychologisch gefördert werden und dabei der Fokus vorrangig auf dem eigenständigen Händehygieneverhalten, dem verbesserten Zeitmanagement und der Optimierung der Tätigkeitsstrukturierung liegt [172,128].

Die Implikationen für den pflegerischen Bereich sind hinsichtlich der Selbstwirksamkeitserwartung nicht so eindeutig wie bei den ärztlichen Kollegen. Das liegt vor allem daran, dass das Niveau der wahrgenommen Überzeugung, eine Händedesinfektion trotz gewisser Barrieren durchzuführen, sehr hoch ist. Folglich sollten diese Überzeugungen stabilisiert und hinsichtlich anderer potenzieller Barrieren erweitert werden [128].

6.2.5 Konsequenzerwartungen

Die Angaben der Ärzte und Pflegekräfte zur händehygienischen Motivation geben ebenfalls Hinweise darauf, dass sie über Handlungsstrategien verfügen. Für das Ausführen oder Unterlassen einer Handlung sind realistische Erwartungen entscheidend. Es wurde bereits in diesem Kontext die infektionspräventive Konsequenzerwartung beschrieben (infektionspräventives Verständnis). Hierzu gab ein Großteil der Ärzte und Pflege an, eine Händedesinfektion deshalb durchzuführen, weil dadurch Krankheiterreger im Klinikalltag vermieden werden können.

Eine weitere, positiv wahrgenommene Konsequenz der leitliniengerechten Händehygiene ist die Vorbildfunktion. Aus einer Studie von Erasmus et al. ist bekannt, dass vor allem Ärzte den positiven Einfluss von Vorbildern im Händehygienekontext sehen [107]. Die Mehrheit der Ärzte und Pflegekräfte der MHH gab an, sich durch infektionspräventives Verhalten als Vorbild für ihre Kollegen wahrzunehmen. Die assoziierte Vorbildfunktion der Ärzte der MHH ist sehr hoch (vgl. [26]: Vorbildfunktion für Kollegen: 49% vs. MHH Ärzte 79%).

Für die bewusste Entscheidung im Händehygienekontext, ein Vorbild für seine Kollegen sein zu wollen, ist es allerdings relevant, wie die infektionspräventive Maßnahme grundsätzlich auf den Stationen bzw. von den Hierarchieebenen *gelebt* wird [175].

Die Anerkennung von Vorgesetzten für leitliniengerechtes Händehygieneverhalten wird bei den medizinischen Mitarbeitern der MHH insgesamt als niedrig wahrgenommen. Dabei gibt die Pflege an, dass sie noch weniger Anerkennung von den Vorgesetzten für Händehygiene erfährt. Die Erklärung für die niedrig wahrgenommene Anerkennung bei den ärztlichen Mitarbeitern resultiert aus dem bereits beschriebenen Zweifel an der Risikoreduktion und dem damit verbundenen „Hygiene-Pessimismus".

Es stellt sich jedoch bei der Pflege die Frage, an welchen (direkten) Vorgesetzten sie bei der Beantwortung dieser Frage gedacht haben. In diesem Kontext wäre es denkbar, dass die Pflegekräfte sowohl an die Stationsleitung als auch an die Ärzte dachten. Die pflegerische Stationsleitung hat durch die bürokratischen Verpflichtungen grundsätzlich weniger Patientenkontakt und kann dementsprechend die Häufigkeit einer indizierten Händedesinfektion nicht exakt ein- und mutmaßlich dadurch auch nicht wertschätzen.

Daher sollte vor allem bei der Stationsleitung der positive Einfluss der Anerkennung erläutert werden [96]. Positives Feedback durch die Vorgesetzten fördert einerseits die Motivation [176] und führt andererseits zu einer hygieneorientierten Stationskultur.

Bei den Analysen innerhalb der Berufsgruppen konnten vor allem die Analysen der negativen Konsequenzerwartungen compliancefördernde Faktoren hervorbringen. Die *complianten* Ärzte geben an, dass sie die Händehygiene *so* in ihren Klinikalltag integriert haben, dass sie durch eine Händedesinfektion keinen zusätzlichen Zeitdruck wahrnehmen und zugleich nicht das Empfinden haben, dadurch ihre Arbeitszeit zu verlängern. Ähnliche Einschätzungen sind auch bei den Pflegekräften nachgewiesen worden.

Dementsprechend können die *complianten* Ärzte und Pflegekräfte nicht nur ein Vorbild für ihre Kollegen sein, sondern parallel dazu auch den Beweis liefern, dass Händehygiene nicht grundsätzlich mit einem großen Zeitaufwand und Arbeitszeitverlängerung assoziiert ist. Insgesamt sollten die positiven Konsequenzen in Schulungen verstärkt werden [41]. Deshalb wäre es sinnvoll, dass die *weniger complianten* Mitarbeiter mithilfe eines Austausches innerhalb der jeweiligen Berufsgruppe von den Strategien und händehygienischen Einstellungen der *complianten* Mitarbeiter partizipieren können [128].

6.2.6 Verhaltensplanung

Ein Austausch innerhalb der jeweiligen Berufsgruppe ist auch im Kontext der postintentionalen Verhaltensplanung der Mitarbeiter interessant. Die *complianten* Ärzte und Pflegekräfte berichteten jeweils davon, wie sie konkrete Handlungsabläufe mit potenziellen Stressoren oder Ressourcen planen, um leitliniengerecht zu sein. Die Ergebnisse zur Verhaltensplanung zeigen, dass die pflegerischen Mitarbeiter insgesamt höhere Werte angeben.

Die höheren Compliance-Raten der Pflegekräfte könnten damit zusammenhängen, dass sie die Händehygiene eher bei einem Handschuhwechsel planen bzw. planen, wie sie die nächste Situation optimieren können, wenn händehygienische Non-Compliance vorausgegangen ist. In der Untersuchung von Erasmus et al. konnte der positive Einfluss der Verhaltensplanung ebenfalls bei Pflegekräften auf ITS nachgewiesen werden [177].

Die Ärzte der MHH haben in diesem Bereich offensichtlich Optimierungsbedarf und können hierzu von den *complianten* Kollegen profitieren, wenn sie sich das leitliniengerechte Verhalten aneignen und in ihre eigenen Handlungsabläufe integrieren [128]. Vor allem ist im ärztlichen Bereich darauf zu achten, die indizierten Handlungen und Händedesinfektionsgelegenheiten fachlich und evidenzbasiert zu belegen [67].

6.2.7 Verhaltenskontrolle

Die Ärzte und Pflegekräfte berichten insgesamt von einem hohen Händehygiene-Bewusstsein. Sie geben an, dass sie sich selbst vergewissern, ob sie sich leitliniengerecht verhalten. Im Zusammenhang mit der Verhaltenskontrolle wurde eingangs beschrieben, dass die Interpretation der Umweltbedingungen jeweils in die Bewertung einer durchgeführten Handlung einbezogen und auf weitere Entscheidungen übertragen wird [8]. Folglich sind die Erfahrungen während der Umsetzung leitliniengerechter Händehygiene für die Aufrechterhaltung entscheidend. Haben Ärzte und Pflegekräfte z. B. während eines Ausbruchsgeschehen auf einer Station Wertschätzung und Anerkennung für die Infektionsprävention erfahren, wird das Händehygieneverhalten weitgehend leitliniengerechter umgesetzt.

Dieser positive Einfluss der unterstützenden und wertschätzenden Arbeitskultur sollte demnach fokussiert werden [175]. Nehmen Ärzte und Pflegekräfte die Ausgangsbedingungen als angenehm wahr – im Sinne einer wertschätzenden Infektionsprävention – werden sie sich dementsprechend auch infektionspräventiver verhalten. In anderen Analysen des PSYGIENE-Projektes konnte bezüglich der Verhaltenskontrolle bei den Ärzten ein positiver Zusammenhang mit der selbsteingeschätzten Qualität der Zusammenarbeit auf der Station gezeigt werden [173]. Diese Ergebnislage spricht dafür, dass die Ärzte begünstigende Faktoren wie z. B. ein händehygieneaffines Klima benötigen, um die Händehygiene leitliniengerecht umzusetzen. Es konnte hierzu bereits belegt werden, dass Teambildung die Händehygienecompliance steigert [178] und die Kosteneffektivität erhöht [179].

Die Leitlinienkenntnis ist ebenfalls Teil der Verhaltenskontrolle. Nur mit entsprechendem Wissen aus den Leitlinien und Empfehlungen kann im Sinne dieser Empfehlungen agiert werden. Hierbei steht der Sachverhalt der Komplexität und Aktualität des Wissens im Vordergrund. Es ist grundsätzlich bekannt, dass man sich im Klinikalltag und vor allem auf den Intensivstationen die Hände desinfizieren muss. Zudem ist in den Leitlinien und Empfehlungen die Evidenz der Effektivität der Händehygiene und die Studienlage hinsichtlich der Reduzierbarkeit nosokomialer Infektionen durch Händehygiene beschrieben [28,30]. Die Ergebnisse zur Leitlinienkenntnis sind folglich Schlüssel zur Aufklärung der Non-Compliance im doppelten Sinne. Einerseits kann unzureichende Händehygiene durch mangelndes Hygienewissen verursacht sein, und andererseits kann fehlendes Wissen über die Effektivität und Bedeutung der Händehygiene zur bewussten Entscheidung führen, sich weniger oder gar nicht leitliniengerecht zu verhalten.

Angesichts der kleinen Anzahl von Ärzten, die angaben, die Leitlinie zu kennen, und der verhältnismäßig hohen Anzahl von Ärzten, die davon berichteten, an der Effektivität der eigenen Händehygiene zu zweifeln, wird deutlich, wodurch fehlende Compliance von Ärzten möglicherweise erklärt werden kann.

Auch wenn die Pflegekräfte – vor allem durch ASH-Schulungen – über bessere Leitlinienkenntnis verfügen, sollten deren Wissensstand weiterhin stabilisiert und regelmäßig überprüft werden [105]. Hierfür sprechen auch wieder die Gruppenvergleiche der *complianten* mit den *weniger complianten* Mitarbeitern. Selbstberichtetes leitliniengerechtes Händehygieneverhalten ist mit einem Hygiene-Bewusstsein, einer besseren Leitlinienkenntnis und weniger Selbstregulationsaufwand assoziiert.

Nachdem nunmehr das infektionspräventive Verständnis der Ärzte und Pflegekräfte und die motivationalen bzw. verhaltensspezifischen Faktoren diskutiert worden sind, folgt abschließend die Diskussion des Hauptaugenmerkes dieser

Dissertation: Die Einschätzungen der Ärzte und Pflegekräfte zur Risikowahrnehmung

6.3 Risikowahrnehmung

Auf Basis der theoretischen Grundüberlegungen gehen verzerrte Risikowahrnehmungen mit unzureichendem Händehygieneverhalten einher. Im Konzept
einer erweiterten Konsequenzerwartung wurde angenommen, dass Ärzte und
Pflegekräfte erst ein Risiko für eine potenzielle Erregerübertragung im Krankenhaus wahrnehmen müssen, um die Motivation zu entwickeln, infektionspräventiv zu handeln. Hierzu wurde angenommen, dass die Mitarbeiter das Risiko
für eine Übertragung verzerrt wahrnehmen.

Allerdings zeigte sich, dass sowohl die Ärzte als auch die Pflegekräfte grundsätzlich von hohen Wahrscheinlichkeiten einer Erregerübertragung im Krankenhaus ausgehen. Das potenzielle Übertragungsrisiko unterschätzen sie folglich
nicht und man könnte vor allem bei den Pflegekräften von realistischen Risikoeinschätzungen ausgehen. Das Ausbleiben eines optimistischen Fehlschlusses
in der vorliegenden Stichprobe ist möglicherweise konsistent mit der aktuellen
Kritik an diesem Konzept [180]. Ebenso könnte es möglich sein, dass die Ärzte
und Pflegekräfte realistische Einschätzungen angeben, weil sie die Erregerübertragung für sich selbst nicht außerordentlich bedrohlich wahrnehmen. Bei
immungeschwächten und kritisch kranken Patienten kann die Erregerübertragung zu einer Infektion führen, an der Patienten auch versterben können. Bei
gesunden Menschen führt eine Erregerübertragung nicht zwangsläufig zu einem
tödlichen Ausgang [3]. Dazu konnte in den verschiedenen Studien von Weinstein gezeigt werden, dass Menschen Krankheiten, die zum Tode führen unrealistisch optimistisch wahrnehmen, jedoch Krankheiten, die keinen tödlichen
Ausgang haben, realistischer oder überdurchschnittlich hoch einschätzen
[139,161,162].

So gaben die Ärzte in der vorliegenden Befragung an, dass sie ihr Risiko, Erreger zu übertragen, im Vergleich zu ihren ärztlichen Kollegen höher einschätzten, und somit eine Tendenz für einen „Hygiene-Pessimismus" zeigten. Diese ärztliche Risikoeinschätzung steht möglicherweise in unmittelbaren Zusammenhang mit den ebenfalls pessimistischen Bewertungen zur Effektivität der eigenen Händehygiene. Ein Erklärungsansatz für die mangelnde Überzeugung kann der Sachverhalt der fehlenden Leitlinienkenntnis sein.

Zuletzt sollte in diesem Zusammenhang geklärt werden, inwieweit maximale Motivation der Ärzte und Pflegekräfte, hygienische Händedesinfektion zu praktizieren, von der Überzeugung abhängt, dass die eigene Händehygiene auch tatsächlich infektionspräventiv wirkt. Dabei zeigte sich, dass höchstmotivierte Ärzte und Pflegekräfte gleichzeitig starke Überzeugungen bzgl. der Risikoreduktion angaben. Folglich hat die subjektive Risikowahrnehmung der Ärzte und Pflegekräfte im übergeordneten Sinne einen Einfluss auf die Motivation, infektionspräventiv zu sein.

Diese Ergebnisse sprechen insgesamt dafür, die Risikowahrnehmung von Ärzten und Pflegekräften noch differenzierter zu betrachten. In weiteren Untersuchungen sollte die Risikowahrnehmung unter affekt-bezogenen Gesichtspunkten analysiert werden. In den Darstellungen der einschlägigen Literatur zeigte sich vor allem der motivationale Faktor des „Eigenschutzes". Von Forschungsinteresse wäre es in diesem Kontext, wie sich Ärzte und Pflegekräfte im Krankenhaus durch nosokomiale Infektionen bedroht fühlen, inwieweit sie um sich oder den Patienten besorgt sind oder Angst haben, sich selbst zu infizieren bzw. durch (Non-) Compliance einen Patienten zu infizieren (2. Stufe, s. Abb. 6). Auf der Grundlage der Auswertung dieser affekt-bezogenen Risikowahrnehmungen von Ärzten und Pflegekräften könnte die Risikokommunikation in Schulungen bedarfsgerecht dargestellt werden. Nur wer über potenzielle Risiken für sich und die Umwelt aufgeklärt ist, kann diese als eine notwendige Bedingung sehen, eine Verhaltensänderung zu initiieren [154].

Für ein besseres Hygieneverständnis und realistische Risikobewertungen sollten in den Schulungen über Händehygiene-Praktiken hinaus potenzielle Erreger-übertragungen und die Gefahr von kontaminierten Oberflächen ausführlich besprochen und gemeinsam erörtert werden [48]. Demnach sollte es darum gehen, dass die Mitarbeiter ihr hygienisches Bewusstsein erweitern und lernen, bei welchen Tätigkeiten besonders infektionspräventiv gehandelt werden muss, und bei welchen kontaminierten Oberflächen sich ein höheres Übertragungsrisiko für den Patienten ergibt.

Mit Blick auf die Ausgangslage dieser Arbeit kann hinsichtlich der Risikowahrnehmung festgehalten werden, dass sie im Händehygienekontext in unterschiedliche Ebenen zu gliedern ist und dies wiederum bei der Interpretation von Non-Compliance hilfreich sein kann. Wird das Händehygieneverhalten vorrangig aus der Motivation für den Eigenschutz heraus umgesetzt, sollten in Schulungen vor allem die infektionspräventiven Vorteile für den Patienten betont werden [171].

Mit dem Kenntnisstand, dass die Mitarbeiter Unterschiede hinsichtlich ihrer Bewertung zum potenziellen Risiko im Händehygienekontext für sich und für den Patienten machen, kann die Grundproblematik der Händehygienecompliance bei aseptischen Tätigkeiten unter Zurhilfe-nahme verhaltenspsychologisch orientierter Ansätze neu bewertet und analysiert werden.

6.4 Limitationen und Stärken der Studie

Die hohen Teilnehmerzahlen der Ärzte und Pflegekräfte (70,9% und 63,4%) sind als eine methodische Stärke dieser Arbeit zu sehen. Im Rahmen von Mitarbeiterbefragungen ist diese Rücklaufquote als hoch zu bewerten.

Allerdings weist die vorliegende Arbeit auch Limitationen bei der Erhebung der Daten und einzelnen Items auf. So ist nicht auszuschließen, dass trotz der Anonymisierung der Befragung einige Ärzte und Pflegekräfte im Sinne der sozialen Erwünschtheit geantwortet haben [181], wodurch auch die Vielzahl an

Extremwerten zustande gekommen sein mag. Diese schiefen Antworttendenzen führen dazu, dass die positive Gesamtinterpretation der selbstberichteten infektionspräventiven und motivierten Ärzte und Pflegekräfte relativiert betrachtet werden muss.

Dabei ist anzunehmen, dass allen der präventive Nutzen der Händedesinfektion bekannt ist, jedoch der Klinikalltag die Umsetzung dieser Maßnahme häufig erschwert und die realistische Selbsteinschätzung in diesem Zusammenhang nur unzureichend ist. Die hohe Entschlossenheit und auch die allgemeine infektionspräventive Überzeugung sind jedoch eine wichtige Grundvoraussetzung für das tatsächliche Händehygieneverhalten der Ärzte und Pflegekräfte.

Bei der Einschätzung der Risikowahrnehmung wurde nicht nach der Form der Erregerübertragung (Patientenkontakt oder Umgebung) differenziert. Folglich ist unklar, an welche Form der Erregerübertragung im Krankenhaus die teilnehmenden Ärzte und Pflegekräfte während der Beantwortung gedacht haben. In diesem Kontext ist jedoch anzunehmen, dass sich die Risikobewertung aus unterschiedlichen gedanklichen Szenarien ergab [47-49]. Personen, die ausschließlich an die Erregerübertragung beim Patientenkontakt dachten, werden höhere Wahrscheinlichkeiten ohne Händedesinfektion angegeben haben, während die gedankliche Verknüpfung mit Oberflächen zu einer niedrigeren Erregerübertragung und somit auch zu niedrigeren Risikoeinschätzungen führte [48].

Ferner sind die Items der Risikowahrnehmungen so konzipiert, dass sie die Erregerübertragung im Krankenhaus fokussieren (1. Stufe, s. Abb. 6). Es geht somit nur um die Einschätzung zu einer potenziellen Kontamination. Es wurde jedoch nicht erfasst, wie die Bewertungen der Ärzte und Pflegekräfte in diesem Zusammenhang sind, wenn es um eine potenzielle Infektion im Krankenhaus geht. Der Schweregrad einer Kontamination ist aus krankenhaushygienischer Sicht geringer als die Schwere einer Infektion, die im schlimmsten Fall zum Tode führen kann. Die Ärzte und Pflegekräfte haben somit ausschließlich Aussagen zu der Vorstufe einer Infektion getroffen. Das bedrohliche Ausmaß, das sich durch ein händehygienisches „Fehlverhalten" vorrangig für den Patienten ergeben kann und die dazugehörigen Bewertungen der Mitarbeiter, konnte in diesem Kontext nicht erschöpfend analysiert werden.

Aus der Limitation dieser Risikoitems ergibt sich eine weitere Interpretationseinschränkung hinsichtlich der wahrgenommenen Effektivität der eigenen Händehygiene. Aufgrund des Differenzwertes der beiden Items „subjektive Übertragungswahrscheinlichkeit von Erregern mit Händedesinfektion" und „subjektive Übertragungswahrscheinlichkeit von Erregern ohne Händedesinfektion" können die Einschätzungen ausschließlich auf die Vorstufe einer Infektion übertragen werden.

Eine weitere Limitation weißt das Item zur Leitlinienkenntnis auf. Es wurde lediglich danach gefragt, ob die hygienischen Anforderungen an die Händedesinfektion bekannt sind. Darüber hinaus lässt sich jedoch nicht exakt aufklären, inwieweit die selbstberichteten Angaben auch realistisch und wahrheitsgetreu eingeschätzt wurden. Hierzu fehlt die Absicherung durch Wissensitems, die bestätigen, dass die Leitlinien dem Befragten tatsächlich bekannt sind.

Das in der vorliegenden Arbeit eingesetzte Dichotomisierungsverfahren muss an dieser Stelle ebenfalls als methodische Einschränkung genannt werden (Abschnitt 4.3). Obwohl die verwendeten Items nominalskaliert sind, wurden sie, mit dem Bewusstsein des Varianzverlustes, dichotomisiert. Dabei wurden die Skalenpunkte 0 bis 6 zu einer Ausprägung und der Skalenpunkt 7 zu der stärksten Ausprägung zusammengefasst. Dies ergab sich einerseits aus inhaltlichen Gründen, anderseits aus der Schiefe der Antwortendenzen der Mitarbeiter. Dieses Dichotomisierungsverfahren lässt sich empirisch dennoch vertreten, da hierzu bekannt ist, dass Verhalten am ehesten ausgeführt wird, wenn die Ebenen der sozial-kognitiven Faktoren am höchsten sind [182].

Die Darstellung der *complianten* vs. *weniger complianten* Mitarbeiter erweist sich angesichts des Querschnittsdesigns der vorliegenden Analysen als grundlegende Limitation dieser Arbeit. Die Analysen im Zusammenhang mit dem leitliniengerechten Händehygieneverhalten der Ärzte und Pflegekräfte der MHH basieren auf selbstberichteten Angaben, und es stehen keine objektiven Vergleichswerte auf der Individualebene zur Verfügung.

Dennoch kann in diesem Zusammenhang als Stärke dieser Arbeit benannt werden, dass fast 200 Mitarbeiter angeben, nicht immer leitliniengerecht zu sein, und somit eine realistische Angabe zur Frequenz der eigenen Händehygiene naheliegt. Somit konnten die in der Literatur postulierten compliancefördernden Faktoren z. T. bestätigt werden. Die Implikationen, die im Zuge dieser Arbeit für die verhaltenspsychologisch orientierte „Toolbox" entstanden sind, können somit theoretisch fundiert gelten.

Darüber hinaus stellt sich die Frage nach einer möglicherweise eingeschränkten Validität der standardisierten Compliance-Daten als eine weitere Limitation. Bei diesen standardisierten Compliance-Beobachtungen handelt es sich lediglich um Momentaufnahmen des Klinikalltags, die mit ca. 200 Händedesinfektionsgelegenheiten erfasst werden. Es kann bei diesen Beobachtungen weder davon ausgegangen werden, dass jeder Mitarbeiter erfasst wird, noch dass es ein realistisches Abbild des Klinikalltags entsteht. Es werden einzelne Stunden am Tag über zwei bis drei Wochen beobachtet. In den Untersuchungen der MHH zur verbesserten Erfassung der Händedesinfektionsgelegenheiten während der Kernarbeitszeit – d. h. von 7-19 Uhr – wurden je nach Intensivstation bis 180 Händedesinfektionsgelegenheiten pro Tag an einem Patientenbett erfasst [91]. Hierbei wurde deutlich, dass sich allein bei einem Patienten ähnlich viele Gelegenheiten einer Händedesinfektion ergeben wie im gesamten Zeitraum für eine Station. Betrachtet man dann den Umstand, dass teilweise bis zu 25 Patienten auf einer Station untergebracht sind, die sich durch eine Vielzahl unterschiedlicher Charakteristiken unterscheiden, wird die potenzielle Ungenauigkeit der Daten ersichtlich.

Unter Berücksichtigung der Limitationen kann somit zusammengefasst werden, dass die ärztlichen und pflegerischen Mitarbeiter im Allgemeinen den präventiven Effekt der eigenen Händehygiene sehen. Zugleich existieren jedoch unterschiedliche Wahrnehmungen, in welchem Ausmaß die eigene Händedesinfektion die Erregerübertragung tatsächlich verhindert. Gleichzeitig wurde deutlich, dass der Glaube an die übertragungspräventive Effektivität sowohl einen Einfluss auf die Motivation, die Überzeugung zur allgemeinen Infektionsprävention und auf die Selbstwirksamkeitserwartung hat.

Nachdem die Ergebnisse diskutiert wurden und sich jeweils Implikationen für eine verhaltenspsychologisch orientierte „Toolbox" zur effektiven Förderung der Händehygiene ergeben haben, werden diese nun im Sinne einer Schlussfolgerung und eines Ausblicks dargestellt.

7 Schlussfolgerung und Ausblick

Der infektionspräventive Leitgedanke der vorliegenden Dissertation ergab sich in erster Linie durch die gegenwärtige Händehygieneproblematik der Ärzte und Pflegekräfte der MHH [7]. Im Rahmen des PSYGIENE-Projektes sollten die ärztlichen und pflegerischen Mitarbeiter aus der verhaltenspsychologischen Perspektive analysiert werden. Theoretisches Grundgerüst war dabei das HAPA-Modell, das die Entwicklung des „Intensive Händehygiene"-Fragebogens maßgeblich beeinflusst hat. Besonderheit dieser Arbeit ist die Übertragung der Konstrukte des HAPA-Modells auf das Händehygieneverhalten der Ärzte und Pflegekräfte, das erstmalig in diesem Kontext Anwendung fand.

Durch die vorliegende Dissertation konnte gezeigt werden, dass Ärzte und Pflegekräfte der MHH ein infektionspräventives Grundverständnis haben und motiviert sind, sich infektionspräventiv zu verhalten. Pflegekräfte nehmen höhere Wahrscheinlichkeiten für eine Erregerübertragung an, wenn sie sich nicht die Hände desinfizieren, und die Ärzte sind weniger von ihrer Händehygiene überzeugt. Zudem lassen sich Überschätzungstendenzen hinsichtlich des selbstberichteten und des beobachteten Händehygieneverhaltens darstellen.

In beiden Berufsgruppen ist somit infektionspräventiver Handlungsbedarf vorhanden. Die Anwendung der verhaltenspsychologisch orientierte „Toolbox" kann hierfür erste Impulse setzen, um die Herausforderung der Händehygieneproblematik weiterhin anzugehen. Im nächsten Abschnitt werden die dazugehörigen Elemente des neuen Ansatzes vorgestellt. Für die infektionspräventive Optimierung der Gesamtsituation im Gesundheitswesen sollten vorhandene Ressourcen und Stressoren auf drei verschiedenen Ebenen untersucht werden. In der ersten Ebene geht es um das Individuum mit dem Fokus auf motivationalen Einstellungen und händehygienischen Überzeugungen. Darüber hinaus ergibt sich in der zweiten Ebene – der Team- bzw. Stationsebene – die Betrachtung der sozialen Einflüsse und die wahrgenommene Zusammenarbeit auf der jeweiligen Station. Das Krankenhaus bzw. das Gesundheitssystem ist in dieser analysierenden Vorgehensweise die dritte Ebene, die vor allem durch organisationale, strukturelle sowie personelle Faktoren Einfluss auf die Gesamtsituation nimmt.

Unter der Berücksichtigung dieser Ebenen kann das Maßnahmenbündel zur Förderung der Händehygiene aus folgenden Hauptelementen bestehen: Händehygienekultur, Monitoring und Feedback sowie theoretischer Input (s. Abb. 23).

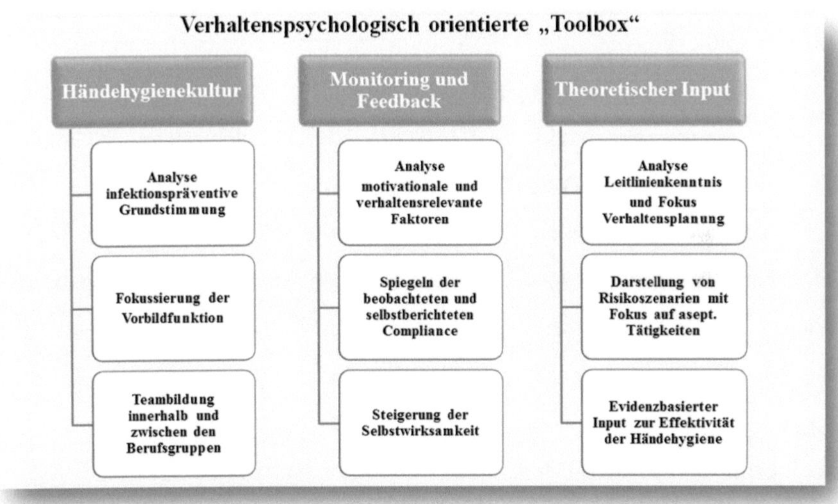

Abbildung 23: Verhaltenspsychologisch orientierte „Toolbox" zur effektiven Förderung der Händehygiene

Innerhalb der Interventionen sollte die Grundlage vor allem bei den Ärzten die evidenzbasierte Wissensvermittlung sein. Hierzu konnten die Auswertungen der vorliegenden Dissertation zeigen, dass die Leitlinienkenntnis den Glauben an die Effektivität der Händehygiene unterstützt und diese Überzeugung dann wiederum die händehygienische Motivation, das infektionspräventive Verständnis sowie die Selbstwirksamkeitserwartungen von Mitarbeitern positiv beeinflussen kann. Diese Erkenntnis ermöglicht den Schulenden eine Argumentationsgrundlage für die Non-Compliance der jeweiligen Station. Des Weiteren ist bei der Wissensvermittlung die Differenzierung der Hygienekenntnisse in zweierlei Hinsicht zu beachten. Einerseits sollte es um die Vermittlung der AWMFdokumentierten Evidenz gehen, und andererseits sollten die leitliniengerechten Anforderungen mit dem Fokus auf der Verhaltensplanung vermittelt werden. Mithilfe von „Wann-, Wo-, Wie-Simulationen" kann erworbenes Wissen überprüft und gleichzeitig angewendet werden. Hierbei ist zudem die Risikokommunikation und die Darstellung verschiedener Risikoszenarien ratsam, um die Tätigkeiten mit erhöhtem Patientenrisiko zu fokussieren.

Ebenso spielt die Analyse der motivationalen und verhaltensrelevanten Faktoren sowie damit zusammenhängend die Steigerung der Selbstwirksamkeit eine große Rolle für die dauerhafte Umsetzung der Händehygiene. Strategien zur Stärkung der Selbstwirksamkeit sollten sowohl in den Schulungen für das ärztliche Personal als auch für die Pflegekräfte entwickelt werden. Nach der Identifikation stations- bzw. berufsgruppenspezifischer Umsetzungsbarrieren, können z. B. im Pflegebereich die analysierten Schwachstellen vorgestellt und die Pflegekräfte dazu animiert werden, ihre Erfahrungen und Strategien diesbezüglich zu benennen. Zudem sollten den Mitarbeitern ihre standardisiert beobachteten Compliance-Daten und ihre selbstberichteten Einschätzung zum Händehygieneverhalten gespiegelt werden. Erst nach der Verstärkung des Problembewusstseins kann gemeinsam erörtert werden, welche Umgebungsbedingungen die Händehygiene auf der jeweiligen Station erschweren. Kristallisiert sich darüber z. B. ein erhöhter Bedarf an Desinfektionsmittelspendern heraus, kann die Krankenhaushygiene als vermittelnde Instanz zwischen den verschiedenen Ebenen agieren. Ähnliche Feedback-Gespräche sind auch im ärztlichen Bereich ratsam. Hierfür sollte die Krankenhaushygiene die Ergebnisse allerdings vor einer Schulung konstruktiv mit der ärztlichen Leitung der jeweiligen Klinik diskutieren und, wenn notwendig, händehygienisch evidenzbasierte Überzeugungsarbeit leisten. Die Grundvoraussetzung für eine Veränderung des ärztlichen Händehygieneverhaltens sind leitende Oberärzte und Klinikdirektoren, die händehygienisch motiviert, überzeugt und wertschätzend auftreten. In diesem Kontext ist die Vorbildfunktion und deren Einfluss auf das gesamte

Verhalten im Stationsteam anzuführen [107,113]. Die Ergebnisse zu den Themen Vorbildfunktion und Anerkennung der Mitarbeiter, die die Wünsche der Mitarbeiter implizieren, sollten in diesem Kontext ins Gespräch miteinbezogen werden. Erst nachdem die infektionspräventive Verständnisebene mit all den dazugehörigen Bestandteilen angeglichen wurde, kann das vorgesehene Maßnahmenbündel präsentiert werden.

Mithilfe der Abb. 23 wird deutlich, dass die drei Hauptelemente mehrere Bestandteile zur Auswahl für das jeweilige Maßnahmenbündel innehaben. Aus verhaltenspsychologischer Perspektive ist es besonders relevant, die Eigenarten und speziellen Charakteristiken der jeweiligen Intensivstationen zu erfassen. Somit liegt es gleichermaßen nahe, Schulungskonzepte zur Infektionsprävention zielgruppen- und stationsspezifisch zu entwickeln [106]. Der Ansatz von Michie et al. mit den dazugehörigen Techniken zur Verhaltensänderung (BCT; Behavioral Change Techniques [128]) scheint für die Ausarbeitung von konkreten Schulungscurricularen eine vielversprechende Grundlage zu sein. Dabei ist jedoch zu unterscheiden, in wieweit bereits gezeigtes Verhalten geändert oder ausschließlich die Umsetzungsbedingungen optimiert werden soll. Die Ärzte und Pflegekräfte desinfizieren sich grundsätzlich ihre Hände - „nur" gibt es Unterschiede bezüglich der gleichwertigen und dauerhaften Umsetzung der Händehygiene bei allen fünf Indikationen (Leitliniengerechtigkeit).

Die Händehygieneproblematik befindet sich an der Schnittstelle von Gesundheitspsychologie und Krankenhaushygiene, weshalb nur mithilfe transdisziplinärer Zusammenarbeit ein Aufklärungsbeitrag geleistet werden kann. Eine multimodale Herangehensweise ist die Grundvoraussetzung, um Interventionen mit nachhaltigem Charakter für das Händehygieneverhalten der Mitarbeiter zu kreieren [127,183]. Im gemeinsamen Austausch der beiden Disziplinen sollte das Schulungsvorhaben für die jeweilige Berufsgruppe erklärt und unter der Berücksichtigung stationsspezifischer Hintergründe diskutiert werden. Für das Gelingen und die Nachhaltigkeit einer Intervention ist es entscheidend, dass es über das disziplinäre Nebeneinander hinaus geht und eine strukturierte Zusammenarbeit vorangebracht wird [183]. Dieser interprofessionelle Austausch könnte einerseits der Überprüfung der selbstberichteten Daten sowie dem tatsächlich beobachtetem Verhalten der Ärzte und Pflegekräfte dienen und anderseits die Annäherung von theoretischen Implikationen zu praktischen Umsetzungen gewährleisten. Das oberste Ziel sollten praxisnahe Interventionen sein, die durch die Schulenden authentisch vermittelt werden [184]. Um dieser Schulungskompetenz gerecht werden zu können, sollten die Schulenden Verständnis für die Mitarbeiter und deren Kontextfaktoren auf Intensivstation haben. Es geht dabei um den häufig aufgeführten Grund der Non-Compliance, dass *wenige Hände für (zu) viele kranke Patienten* verantwortlich sind [5]. Die Akzeptanz und Wertschätzung, die die Krankenhaushygiene berechtigt für sich im gesamten Gesundheitswesen einfordert, sollte im Umkehrschluss auch für die Zielgruppe verbalisiert werden. Daran anschließend kann erst ein individuelles Vorgehen unter Einbeziehen der aufgeführten Elemente der verhaltenspsychologisch orientierten „Toolbox" zum Erfolg führen.

Dennoch ist darauf hinzuweisen, dass selbst höchstmotivierte Mitarbeiter, die im Sinne des Patientenschutzes agieren und zudem von der Effektivität der präventiven Maßnahme überzeugt sind, noch keine „Garantie" für leitliniengerechtes Händehygieneverhalten sein müssen. Da es gegenwärtig noch keine Alternative zur Händehygiene gibt und nach wie vor der infektionspräventive Fakt nach Semmelweis – *„Die Notwendigkeit, die Hände zu desinfizieren, wird immer bleiben"* [185] – besteht, wird dementsprechend auch immer die Notwendigkeit bleiben, das Händehygieneverhalten der Akteure und der dazugehörigen Kontextfaktoren im Gesundheitswesen zu analysieren, um daraus weitere Implikationen zur Verbesserung der Händehygiene-Compliance abzuleiten.

B. Lutze

Verhaltenspsychologisch orientierte Infektionsprävention:

Welchen Einfluss hat die subjektive Risikowahrnehmung von Ärzten und Pflegekräften auf ihr infektionspräventives Händehygieneverhalten?

8 ZUSAMMENFASSUNG

In Deutschland ist die Situation bezüglich der hygienischen Händedesinfektion zur Prävention von Krankenhausinfektionen nicht optimal. Dies gilt auch für die Medizinische Hochschule Hannover (MHH). Trotz der Einführung der „Aktion Saubere Hände" (ASH) im Jahr 2008 und einer damit einhergehenden zwischenzeitlichen Verbesserung der Händehygiene-Compliance ist die hygienische Händedesinfektion von Ärzten und Pflegekräften aus infektionspräventiver Sicht nach wie vor optimierbar. Für die Erklärung der Non-Compliance gibt es mittlerweile zahlreiche Ansätze. In den letzten Jahren kamen dabei auch psychologische Theorien zur Anwendung. Allerdings wurden in diesem Zusammenhang Modelle untersucht, die nur auf vereinzelte Einflussfaktoren eingehen, die für Verhaltensänderungen relevant sind. Aus der Gesundheitspsychologie ist hierzu bekannt, dass vor allem integrative Modelle zielführend sind, um die Prozesse beschreiben zu können, die Menschen zur Aufnahme und Aufrechterhaltung von präventiven Verhalten bewegen. Ein Modell, das bewährte Konstrukte integriert, ist das sozial-kognitive Prozessmodell gesundheitlichen Handelns (Health Action Process Approach, HAPA).

Im HAPA-Modell werden Personen in drei Kategorien eingeteilt: *Unmotivierte, Motivierte und Handelnde.* Zuerst steht die Intentionsbildung im Vordergrund, d. h. eine *unmotivierte* Person bildet die Absicht, ein Verhalten aufzunehmen (z. B. körperliche Aktivität) oder zu unterlassen (z. B. Rauchentwöhnung). Mit der Zielsetzung wird eine *unmotivierte* Person zu einer *motivierten*, die anschließend die Umsetzung ihres Ziels u. a. durch Planung verfolgt. Während des gesamten Prozesses wirken unterschiedliche sozial-kognitive Konstrukte. Die Phase der

Intentionsbildung wird durch Selbstwirksamkeitserwartungen, Konsequenzerwartungen und Risikowahrnehmung beeinflusst. Für die Ausführung und Aufrechterhaltung des gewünschten Verhaltens sind laut Modellvorstellung Verhaltensplanung und Verhaltenskontrolle sowie wiederum die Selbstwirksamkeitserwartung wichtige Prädiktoren.

Im Händehygienekontext geht es darum, Erregerübertragungen im Krankenhaus zu vermeiden. Von den Händen des medizinischen Personals geht eine große Gefahr der Erregerübertragung bei der Patientenversorgung aus. Obwohl das Risiko allgemein bekannt ist, zeigen die Compliance-Daten von Ärzten und Pflegekräften, dass die Umsetzung des infektionspräventiven Verhaltens noch nicht leitliniengerecht in den Klinikalltag integriert ist. Das HAPA-Modell ist mit seinem dynamischen Modellcharakter und den dazugehörigen psychologischen Konstrukten eine vielversprechende Alternative zu vorherigen Ansätzen, um die potenziellen kognitiven Barrieren im Händehygienekontext zu untersuchen. In der vorliegenden Dissertation wird somit erstmalig dieses integrative Modell im Händehygienekontext angewendet.

Im Rahmen der Arbeit geht es (1) um die Analyse des infektionspräventiven Grundverständnisses von Ärzten und Pflegekräften. Darüber hinaus folgt (2) die Beschreibung der motivationalen und verhaltenspsychologisch relevanten Faktoren des medizinischen Personals und (3) die Darstellung der Ergebnisse zur subjektiven Risikowahrnehmung von Ärzten und Pflegekräften und dem auf dieser Basis konzeptionalisierten Glauben an die Effektivität ihrer eigenen Händehygiene.

Es wurden 307 Ärzte und 348 Pflegekräfte der Intensiv- und Knochenmarktransplantations-Stationen der MHH im Rahmen des PSYGIENE-Projekts („VerhaltensPSYchologisch optimierte Förderung der hyGIENischen Händedesinfektion") mittels eines Fragebogens zu ihrer Händehygiene befragt. Für die Itemkonstruktion war das HAPA-Modell maßgebend. Die Items konnten in der

Regel mit 7-stufigen Likertskalen beantwortet werden. Im Zuge dieser Arbeit wurden ausgewählte Items deskriptiv und interferenzstatistisch (Mittelwertsvergleiche mittels t-Tests, Kreuztabellen mit Chi-Quadrat-Tests und logistische Regressionsanalysen) analysiert.

Dabei konnte gezeigt werden, dass die Ärzte und Pflegekräfte der zwölf Stationen ein infektionspräventives Grundverständnis besitzen (Ärzte: 69,3% und Pflege: 80,1%). Zugleich sind 75% der Ärzte und 78% der Pflegekräfte grundsätzlich maximal motiviert, sich leitliniengerecht und infektionspräventiv zu verhalten. Ferner ergaben die Analysen, dass die Ärzte weniger von ihrer Händehygiene überzeugt sind ($M_{\text{Ärzte}}$= 2,4 vs. M_{Pflege}= 3,0; p<.001). Die Überzeugung der Effektivität geht sowohl bei den Ärzten als auch bei den Pflegekräften mit einer maximalen Motivationslage zur leitliniengerechten Umsetzung der Händehygiene einher (Ärzte: 96% vs. 71%; p=.029; Pflegekräfte: 91% vs. 67%; p=.007).

Aus den Ergebnissen werden verhaltenspsychologisch basierte Schulungsimplikationen abgeleitet und durch die Einordnung in die Literatur theoretisch-empirisch bewertet. Der abschließend skizzierte Entwurf einer verhaltenspsychologisch orientierten „Toolbox" besteht aus einem Maßnahmenbündel mit drei Hauptelementen: Monitoring und Feedback, theoretischer Input und Händehygienekultur. Eine multimodale sowie zielgruppen- und stationsspezifische Herangehensweise und ein gemeinsamer Austausch der beiden Disziplinen Gesundheitspsychologie und Krankenhaushygiene sollte die Grundvorrausetzung sein. Zugleich sollten Schulungen praxisnah angelegt sein und die Schulenden authentisch auftreten können. Für die Ausarbeitung konkreter Schulungsbestandteile sind internationale Ansätze zu Techniken der Verhaltensänderung eine vielversprechende Grundlage. Daran anschließend kann ein individuelles Vorgehen unter Einbeziehung der verhaltenspsychologisch orientierten „Toolbox" gelingen.

Insgesamt lässt sich festhalten, dass sich die Anwendung des HAPA-Modells im Händehygienekontext als hilfreicher Beitrag für die Analysen der Compliance von Ärzten und Pflegekräften erwiesen hat. Es handelt sich bei den Ärzten und Pflegekräften der MHH weniger um ein Motivationsproblem, sondern eher um eines der leitliniengerechten und nachhaltigen Umsetzung von Verhalten. Angesicht der Limitationen der vorliegenden Querschnittsanalyse ist die Einschätzung des tatsächlichen Verhaltens der Mitarbeiter im Sinne des HAPA-Modells nur eingeschränkt möglich. Dennoch kann von Unterschieden zwischen dem gesundheits-förderlichen Verhalten für sich selbst (z. B. wenn man beschließt, körperlich aktiv zu werden) und dem infektionspräventiven Verhalten im Gesundheitswesen für den Patientenschutz (sich die Hände zu desinfizieren, um eine Erregerübertragung zu vermeiden) ausgegangen werden. Ein besonderes Augenmerk sollte dabei auf der Risikowahrnehmung liegen: Während diese bei der persönlichen Zielsetzung nur am Anfang der Motivationsphase erforderlich ist, könnte die Bewertung der Risikowahrnehmung im betrieblichen Kontext auch in anderen Phasen eine wichtige Rolle spielen. Dementsprechend sollte die Risikowahrnehmung von Ärzten und Pflegekräften noch differenzierter untersucht werden.

B. Lutze

Behavioral-oriented Infection Control:

What influence does the subjective risk perception of physicians and health care workers have on their preventive hand hygiene behaviour?

9 ABSTRACT

In Germany, compliance with hand hygiene guideline by physicians and health care workers is not optimal. This also applies to the situation at Hannover Medical School. Despite the introduction of the "Aktion Saubere Hände" (ASH, i.e. the German "Clean Care is Safer Care"-campaign) in 2008, and an interim improvement of hand hygiene compliance at MHH, the hand hygiene behaviour of physicians and health care workers stills needs to be optimized. There are several approaches to determine non-compliance. In recent years, it has been shown that successful interventions to change hand hygiene behaviour have generally been grounded in psychological frameworks. These approaches have taken into account key factors which affect human behaviour, but not all relevant factors. From the field of health psychology, it is known that integrative models are more effective and useful to describe, explain and predict changes in health behaviour in a variety of settings. The Health Action Process Approach (HAPA) is such an appropriate model for the description of behavioral change.

In the HAPA, individuals can be classified into three basic categories: *preintenders*, *intenders* and *actors*. The first phase leads to and ends with the formation of an intention. This means that *preintenders* develop an intention to initiative a new behaviour (e. g. physical activity) or quit a behaviour (e.g. give up smoking). After forming an intention, they enter the next phase. In this, there are two categories of people: those who have not yet translated their intention into action – *intenders* – vs. those who have – *actors*. Self-efficacy, outcome expectancies and risk perception are seen as determining factors for goal setting, whereas planning, action control and, again, self-efficacy are regarded as drive goal pursuit (i.e., implementation).

Hand hygiene is recognized as a primary determinant of cross-transmission of healthcare-associated pathogens, but compliance rates among physicians and health care workers are often low. Physicians´ and health care workers´ hands are the most common vehicle for the transmission of healthcare-associated pathogens from patient to patient and within the healthcare environment. Therefore, the present thesis focuses on a "cognitive-behavioral oriented infection control" viewpoint based the Health Action Process Approach. In doing so, the HAPA-components are investigated in the context of hand hygiene for the very first time.

The aims of the study were to (1) estimate the knowledge of physicians´ and health care workers´ regarding the importance of hand hygiene and its role in prevention of HAIs, (2) describe relevant motivational and psychological factors, and (3) to assess how physicians and health care workers rate their own risk of transferring pathogens, and how strongly they believe that their hygienic hand disinfection reduces their own risk of transferring pathogens. Finally, the study aims at developing training curricula for effective hand hygiene promotion.

Data were taken from the PSYGIENE-project (PSYchologically optimised hand hyGIENE promotion). In a cross-sectional study, 307 intensive care physicians and 348 health care workers at Hannover Medical School completed a hygiene-related questionnaire. The HAPA served as the theoretical framework for the development of the questionnaire items, which as a rule were presented with 7-point Likert scales. Descriptive statistics, t-tests, chi²-tests and logistic regression analyses were performed.

Results show that health care providers had a basic understanding of the infection preventive behaviour (physicians: 69,3%, health care workers: 80,1%) and were motivated to disinfect their hands in clinical situations which this is indicated (physicians: 75%, health care workers: 78%). However, physicians are less convinced than health care workers that their own hand hygiene behavior is effective ($M_{physicians}$= 2,4 vs. $M_{health\ care\ workers}$= 3,0; p<.001). In both groups, the transfer-preventive belief was associated with high behavioural intention (physicians: 96% vs. 71%; p=.029 and health care workers: 91% vs. 67%; p=.007).

Behaviorally oriented training curricula for physicians and health care workers were delineated from these results. The hand hygiene bundle consists of three main elements: monitoring and feedback, theoretical input, and hand hygiene culture. A multimodal, target-group and station-specific approach is the prerequisite for the improvement of hand hygiene compliance. This can also be realised through a process of close and established cooperation between health psychology and hospital epidemiology. Training themes need to be practically applicable, and it is desirable that trainers are able to present them authentically and convincingly. Also, they should be able to translate knowledge and information adequately to the training participants' real work situations. The internationally pursued approach of behaviour change techniques is a promising perspective for developing specific training curricula. The behavior change oriented "toolbox" suggested in the conclusion of the present thesis may contribute to this ambitious aim.

In conclusion, the application of the HAPA in the context of hand hygiene may prove to be a helpful contribution to the field of educating physicians and health care workers. Hand hygiene non-compliance of health care providers seems to be less of a motivational problem but rather a problem of sustainably implementing hand hygiene guidelines. Among the major limitations of this thesis were the cross-sectional design of the study and the restricted ability to compare reported and observed hand hygiene behaviour. Nevertheless, it does suggest that there are differences between preventive behaviour for oneself (e. g. physically activity) and infection preventive behaviour with health care (e. g. disinfecting one's hands in clinical situations in which it is indicated). In this context, a particular emphasis should rest on risk perception. While given personal objectives, risk perception is crucial primarily at the beginning of the motivational phase, it may play a key role in subsequent phases as well given organizational behaviour. Accordingly, risk perceptions of physicians and health care workers require further scrutiny.

10 Abkürzungsverzeichnis

Abb.   Abbildung

ASH   „Aktion Saubere Hände"

AWMF   Arbeitsgemeinschaft der Wissenschaftlichen Medizinischen Fachgesell-
                  schaften e. V.

BMG   Bundesministerium für Gesundheit

CDC   Centers for Disease Control and Prevention

HAPA   Health Action Process Approach

HICPAC   Healthcare Infection Control Practices Advisory Committee

ITS   Intensivstationen

KISS   Krankenhaus-Infektions-Surveillance-System

KMTS   Knochenmarkstransplantationsstationen

KRINKO   Kommission für Krankenhaushygiene und Infektionsprävention am Robert
                  Koch-Institut

MW   Mittelwert

MHH   Medizinische Hochschule Hannover

N   Größe der Grundgesamtheit

PSYGIENE   VerhaltensPSYchologisch optimierte Förderung der hyGIENischen
                  HändedEsinfektion

RKI   Robert Koch-Institut

SD   Standardabweichung

Tab.   Tabelle

TTM	Transtheoretisches Modell
vs.	Versus
WHO	World Health Organization

11 Abbildungsverzeichnis

13 Literaturverzeichnis

(1)   Siegmund-Schultze N. Nosokomialinfektionen mit multiresistenten Bakterien: Acinetobacter auf dem Vormarsch. Dtsch Arztebl 2015;112(5):A- 184 / B 162 / C-157.

(2)   Scheithauer S, Meyer E, Dettenkofer M. Hygiene in der Intensivmedizin. In: Marx G, Muhl E, Zacharowski K, Zeuzem S. (Hrsg.) Die Intensivmedizin (12. überarb. u. erweit. Aufl.). Berlin Heidelberg: Springer-Verlag 2015:47-58.

(3)   Kerwat K, Wulf H. Nosokomiale Infektionen Empfehlungen und Leitlinien. JC AINS 2014;3(1):50-54.

(4)   Kampf, G., Löffler, H. Hand disinfection in hospitals – benefits and risks. J Dtsch Dermatol Ges. 2010;8(12):978-983.

(5)   Scheithauer S, Schwanz T, Lemmen S. Händehygiene – einfach, aber nicht trivial Laryngo-rhino_otol. 2011;90(7):434-446.

(6)   Bischoff P, Geffers C, Gastmeier P. Hygienemaßnahmen auf der Intensivstation. Med Klin Intensivmed Notfmed. 2014;109(8):627-639.

(7)   Schwadtke L, Graf K, Lutze B, von Lengerke T, Chaberny IF. Hygienische Händedesinfektion – Leitlinien-Compliance auf Intensivstationen einer Universitätsklinikums mit chirurgischem Schwerpunkt Dtsch Med Wochenschr 2014; 139(25-26):1341-1345.

(8)   Schwarzer R, Psychologie des Gesundheitsverhaltens. Eine Einführung in die Gesundheitspsychologie (3. überarb. u. erweit. Aufl.). Göttingen: Hogrefe 2004.

(9)   Langanke M, Fischer T, Erdmann P, Brothers KB. Gesundheitliche Eigenverantwortung im Kontext Individualisierter Medizin. Ethik Med 2013;25:243-250.

(10)   Marckmann G, Möhrle M, Blum A. Gesundheitliche Eigenverantwortung. Der Hautarzt 2004;55(8):715-720.

(11)   Schmidt B, Akzeptierende Gesundheitsförderung. Unterstützung zwischen Einmischung und Vernachlässigung (1. Aufl.). Weinheim Basel: Beltz Juventa 2014.

(12)   Janssens U. Möglichkeiten und Grenzen der Intensivmedizin. In: Marx G, Muhl E, Zacharowski K, Zeuzem S. (Hrsg.) Die Intensivmedizin (12. überarb. u. erweit. Aufl.). Berlin Heidelberg: Springer-Verlag 2015:3-12.

(13)   Behnke M, Hansen S, Leistner R, Diaz LAP, Gropmann A, Sohr D, Gastmeier P, Piening B. Nosokomiale Infektionen und Antibiotika-Anwendung: Zweite nationale Prävalenzstudie in Deutschland. Dtsch Arztebl Int 2013;110(38):627-633.

(14)   Gastmeier P, Sohr D, Geffers C, Zuschneid I, Behnke M, Rüden H. Letalität auf deutschen Intensivstationen: Mit oder wegen nosokomialer Infektion? Anästhesiol Intensivmed Schmerzther. 2005;40(5):267-272.

(15)   Gastmeier P. Hygieneaspekte auf der Intensivstation. In: Rossaint R, et al. (Hrsg.), Die Anästhesiologie. Springer-Verlag Berlin Heidelberg 2012:1547-1556.

(16)   Siegmund-Schultze N, Nosokomialinfektionen mit multiresistenten Bakterien: Lokale und globale Bedrohung. Dtsch Arztebl 2015;112(7):A-264 / B-228 / C-224.

(17)   Schulz-Stübner S. Infektionsprävention in der Intensivmedizin. In: Schulz- Stübner S. (Hrsg.). Repetitorium Krankenhaushygiene und hygienebeauftragter Arzt. Springer-Verlag Berlin Heidelberg 2013:408-426.

(18)   Sroka S, Reichardt C, van der Linden P, Gastmeier P, Hygienische Händedesinfektion. Indikationen erkennen und bewerten. Krankenhaushygiene up2date 2010;5:193-211.

(19)   Derde LP, Cooper BS, Goossens H, Malhotra-Kumar S, Willems RJ, Gniadkowski M, et al. Interventions to reduce colonisation and transmission of antimicrobial-resistant bacteria in intensive care units: an interrupted time series study and cluster randomised trial. Lancet Infect Dis 2014;14:31-39.

(20)   Gastmeier P, Brunkhorst F, Schrappe M, Kern W, Geffers C. Wie viele nosokomiale Infektionen sind vermeidbar. Dtsch Med Wochenschr 2010;135:91-93.

(21)   Osterloh F. Antibiotika-Resistenzen: Minister Gröhe legt 10-Punkte-Plan vor. Dtsch Arztebl 2015;112(14): A-602 / B-514 / C-502.

(22)   Lippke S, Renneberg B. Theorien und Modelle des Gesundheitswesen. In: Renneberg B, Hammelstein P. (Hrsg.) Gesundheitspsychologie. Heidelberg: Springer-Verlag 2016:35-59.

(23)   Lippke S, Wiedemann AU. Sozial-kognitive Theorien und Modelle zur Beschreibung und Veränderung von Sport und körperlicher Bewegung. Ein Überblick Zeitschrift für Sportpsychologie 2007; 14(4):139-148.

(24)   Schwarzer R, Schulz B, Ziegelmann JP, Lippke S, Luszczynska A, Scholz U. Adoption and maintenance of four health behaviors: theory-guided longitudinal studies on dental flossing, seat belt use, dietary behavior, and physical activity. Ann Behav Med. 2007;33(2):156-166.

(25)   Bonetti D, Johnston M, Clarkson JE, Grimshaw J, Pitts NB, Eccles M, Steen N, Thomas R, Maclennan G, Glidewell L, Walker A. Applying psychological theories to evidence-based clinical practice: identifying factors predictive of placing preventive fissure sealants. Implement Sci. 2010:5-25.

(26)   Pittet D, Simon A, Hugonnet S, Pessoa-Silva CL, Sauvan V, Perneger TV. Hand hygiene among physicians: performance, beliefs, and perceptions. Ann Intern Med. 2004;141(1):1-8.

(27)   Smiddy MP, O' Connell R, Creedon SA.Systematic qualitative literature review of health care workers' compliance with hand hygiene guidelines. Am J Infect Control. 2015;43(3):269-274.

(28)   Robert Koch-Institut (RKI). Empfehlung des Arbeitskreises „Krankenhaus- und Praxishygiene" der AWMF für Einrichtungen des Gesundheitswesens zur Formulierung von Regeln zur Händehygiene – AWMF-Register-Nr. 029/027. Hyg Med 2008;33:7-8.

(29)   Kommission für Krankenhaushygiene und Infektionsprävention am Robert Koch-Institut (KRINKO) Händehygiene. Bundesgesundheitsbl Gesundheitsforsch – Gesundheitsschutz 2000;43:230-233.

(30)   Arbeitsgemeinschaft der Wissenschaftl. Med. Fachgesellschaften (AWMF), Arbeitskreis "Krankenhaus- & Praxishygiene", 2008, "Händedesinfektion und Händehygiene", Leitlinien zur Hygiene in Klinik und Praxis Leitlinien-Register Nr. 029/027 Entwicklungsstufe: 1 + IDA. http://www.awmf.org/uploads/ tx_szleitlinien/029-027l_S1_Haendedesinfektion_und_Haendehygiene_01.pdf [zuletzt zugegriffen: 12.04.2015]

(31)   Cochrane LJ, Olson CA, Murray S, Dupuis M, Tooman T, Hayes S. Gaps between knowing and doing: understanding and assessing the barriers to optimal health care. J Contin Educ Health Prof. 2007;27(2):94-102.

(32)   Prochaska JO, DiClemente, CC, Norcross, JC. In search of how people change: Applications to addictive behaviors. Am Psychol 1992; 47(9):1102-1114.

(33)   Bluman B, Jarvis-Selinger S, Hotz S. Guidelines implementation: transforming physician/patient interaction through stages of change. J Contin Educ Health Prof 2007;27(3):188-189.

(34)   Bonetti D, Johnston M, Clarkson JE, Grimshaw J, Pitts NB, Eccles M, Steen N, Thomas R, Maclennan G, Glidewell L, Walker A. Applying psychological theories to evidence-based clinical practice: identifying factors predictive of placing preventive fissure sealants. Implement Sci 2010;5:25.

(35)   Buckley LL, Goering P, Parikh SV, Butterill D, Foo EK. Applying a 'stages of change' model to enhance a traditional evaluation of a research transfer course. J Eval Clin Pract 2003;9(4):385-390.

(36)   Parker K, Parikh SV. Applying Prochaska's model of change to needs assessment, programme planning and outcome measurement. J Eval Clin Pract 2001;7(4):365-371.

(37)   Randhawa S. Using the Transtheoretical Model for outcome evaluation in continuing education. J Contin Educ Nurs 2012;43(4):148-149.

(38)   Eccles MP, Grimshaw JM, MacLennan G, Bonetti D, Glidewell L, Pitts NB, Steen N, Thomas R, Walker A, Johnston M. Explaining clinical behaviors using multiple theoretical models. Implement Sci 2012;7:99.

(39)   Jenner EA, Watson P, Miller LK, Jones F, Scott GM. Explaining hand hygiene practice: an extended application of the Theory of Planned Behaviour. Psychol Health Med 2002;7(3):311-326.

(40)   Schwarzer R, Lippke S, Luszczynska A. Mechanisms of health behavior change in persons with chronic illness or disability: the Health Action Process Approach (HAPA). Rehabil Psychol 2011;56(3):161-170.

(41)   Stedman-Smith M, Dubois CL, Grey SF. Hand hygiene performance and beliefs among public university employees. J Health Psychol. 2013;0(0):1-12.

(42)   Slovic P, Peters E. Risk Perception and Affect. Current Directions in Psychological Science 2006;15(6):322-325.

(43)   Fischer K, Jungermann H. "Zu Risiken und Nebenwirkungen fragen Sie Ihren Arzt oder Apotheker": Kommunikation von Unsicherheit im medizinischen Kontext. Zeitschrift für Gesundheitspsychologie 2003;11(3):87-98.

(44)   Chambers JR, Windschitl PD, Suls J. Egocentrism, event frequency, and comparative optimism: when what happens frequently is "more likely to happen to me". Pers Soc Psychol Bull 2003;29(11):1343-1356.

(45)   Meadow W, Sunstein CR. Statistics, Not Experts 2001. Duke Law J 2001;51:629-646.

(46)   Renner B. Risikokommunikation und Risikowahrnehmung. Zeitschrift für Gesundheitspsychologie 2003;11(3):71-75.

(47)   McLaughlin AC, Anxieter G, Hemmer A. Nurses' hand hygiene practices: effects of scenario, knowledge, and locus of control. In: Proceedings of the Human Factors and Ergonomics Society's 54th annual meeting. Santa Monica (CA): Human Factors and Ergonomics Society; 2010.

(48)   McLaughlin AC, Walsh F. Individual differences in judgments of hand hygiene risk by health care workers. Am J Infect Control. 2011;39(6):456-463.

(49)   McLaughlin AC, Walsh F, Bryant M. Effects of knowledge and internal locus of control in groups of health care workers judging likelihood of pathogen transfer. Hum Factors 2013;55(4):803-814.

(50)   Gundermann KO. Einführung In: Gundermann KO, Rüden H, Sonntag HG. (Hrsg.) Lehrbuch der Hygiene. Umwelthygiene, Krankenhaushygiene, Individualhygiene, Sozialhygiene, Epidemiologie. Gustav Fischer Verlag Stuttgart New York 1991.

(51)   Hübner NO, Infektionsprävention. pro care 2013;18(1-2):24-27.

(52)   Best M, Neuhauser D. Heroes and martyrs of quality and safety. Qual Saf Health Care 2004;13:233-234.

(53)   Sillo-Seidl G. Die Wahrheit über Semmelweis. Das Wirken des großen Arzt-Forschers und sein tragischer Tod im Licht neu entdeckter Dokumente. Eine Bild-Biographie. Genf: Ariston Verlag, 1978:216.

(54)   European Centre for Disease Prevention and Control (Hrsg.): Annual European Communicable Disease Epidemiological Report 2005. Stockholm 2007, ISSN 1830-6160.http://ecdc.europa.eu/en/publications/Publications/0706_SUR_Annual_Epidemiological_Report_2007.pdf [zuletzt zugegriffen: 12.04.2015]

(55)   Horan TC, Gaynes RP, Martone WJ, Jarvis WR, Emori TG. CDC definitions of nosocomial surgical site infections, 1992: a modification of CDC definitions of nosocomial surgical wound infections. Am J Infect Control 1992;20:271- 274.

(56)   Bundesministerium für Gesundheit (BMG) Gesetz zur Änderung des Infektionsschutzgesetzes und weiterer Gesetze passiert Bundesrat. Infektionsschutzgesetz (IfSG) 2011. BGBl I 2011; 41: 1622. http://www.bmg.bund.de/fileadmin/dateien/Pressemitteilungen/2011/2011_3/11_07_08_38_Infektionsschutzgesetz_.pdf [zuletzt zugegriffen: 12.04.2015]

(57)   Just HM. Rechtliche Grundlagen und hygienerelevante Gesetzgebungen. In: Schulz-Stübner S. (Hrsg.). Repetitorium Krankenhaushygiene und hygienebeauftragter Arzt. Springer-Verlag Berlin Heidelberg 2013:2-32.

(58)   Garner JS, Jarvis WR, Emori TG, Horan TC, Hughes JM. CDC definitions for nosocomial infections. Am J Infect Control 1988;16(3):128-140.

(59)   Rüden H, Gastmeier P. Rollen und Aufgaben der Hygienefachkräfte und des Krankenhaushygienikers unter besonderer Berücksichtigung von Kosten-Nutzen-Aspekten. Bundesgesundheitsbl - Gesundheitsforsch – Gesundheits-schutz 2004;47(4): 323-328.

(60)   Zimlichman E, Henderson D, Tamir O, Franz C, Song P, Yamin CK, Keohane C, Denham CR, Bates DW. Health Care-Associated Infections: A Meta-analysis of Costs and Financial Impact on the US Health Care System. JAMA Intern Med. 2013;173(22):2039-2046.

(61)   Schlosser B, Anders M, Bauer T. Nosokomiale Infektionen. Intensivmedizin up2date 2005;1:225-238.

(62)   Bauer TM, Ofner E, Just HM, Daschner FD. An epidemiological study assessing the relative importance of airborne and direct contact transmission of microorganisms in a medical intensive care unit. J Hosp Infect 1990;15(4): 301-309.

(63)   Hauer T. Allgemeine Hygienemaßnahmen. In: Schulz-Stübner S. (Hrsg.). Repetitorium Krankenhaushygiene und hygienebeauftragter Arzt. Springer-Verlag Berlin Heidelberg 2013:238-251.

(64)   Robert Koch-Institut in Zusammenarbeit mit dem Statistischen Bundesamt: Gesundheitsberichterstattung des Bundes, Heft 8, Nosokomiale Infektionen. Berlin: Verlag Robert Koch-Institut 2002;1:7-8.

(65)   Kampf G, Gastmeier P, Wischnewski N, Schlingmann J, Schumacher M, Daschner F, Rüden H. Analysis of risk factors for nosocomial infections – results from the first national prevalence survey in Germany (NIDEP Study, Part 1). J Hosp Infect. 1997;37(2):102-112.

(66)   Gastmeier P, Geffers C, Sohr D, Dettenkofer M, Daschner F, Rüden H. Five years working with the German nosocomial infection surveillance system (Krankenhaus Infektions Surveillance System). Am J Infect Control. 2003;31(5):316-321.

(67)   Gastmeier P. Nosokomiale Infektionen. Evidenzbasierte Maßnahmen. Der Internist 2010;51(2):129-135.

(68)   Pronovost P, Needham D, Berenholtz S, et al. An intervention to decrease catheter-related bloodstream infections in the ICU. N Engl J Med. 2006;355(26):2725-2732.

(69)   Isfort M, Weidner F, Neuhaus A, Brühe R, Kraus S, Köster V, Gehlen D. Zur Situation des Pflegepersonals in deutschen Krankenhäusern–Ergebnisse des Pflegethermometers 2009. Pflege Ges. 2010;16:5-19.

(70)   Schubert M. RICH-Nursing-Studie. Die Studie erweitert Evidenz und Wissen. Krankenpfl Soins Infirm. 2008;101(6):24-71.

(71)   Rotter M, Skopec M. Entwicklung der Händehygiene und die Bedeutung der Erkenntnisse von Ignaz Ph. Semmelweis. Hände-Hygiene im Gesundheitswesen 2003; 1-27.

(72)   World Health Organization. A guide to the implementation of the WHO multimodal hand hygiene improvement strategy. 2009. http://www.who.int/gpsc/en [zuletzt zugegriffen: 12.04.2015]

(73)   Boyce JM, Pittet D. Healthcare Infection Control Practices Advisory Committee, HICPAC/ SHEA/ APIC/ IDSA Hand Hygiene Task Force Guideline for Hand Hygiene in Health-Care Settings: recommendations of the Healthcare Infection Control Practices Advisory Committee and the HICPAC/ SHEA/ APIC/ IDSA Hand Hygiene Task Force. MMWR Recomm ReP 2002;51(RR-16):1-45.

(74)   Pittet D, Allegranzi B, BoyceJ. The World Health Organization Guidelines on Hand Hygiene in Health Care and their consensus recommendations. Infect Control Hosp Epidemiol. 2009;30:611-622.

(75)   Sax H, Allegranzi B, Uckay I et al. 'My five moments for hand hygiene': a user-centred design approach to understand, train, monitor and report hand hygiene. J Hosp Infect 2007;67:9-21.

(76)   Muto CA, Sistrom MG, Strain BA, Farr BM. Glove leakage rates as a function of latex content and brand: caveat emptor. Arch Surg. 2000;135(8):982-985.

(77)   Fuller C, Savage J, Besser S, Hayward A, Cookson B, Cooper B, Stone S. "The dirty hand in the latex glove": A study of hand hygiene compliance when gloves are worn. Infect Control Hosp Epidemiol. 2011;32:1194-1199.

(78)   Schwarzer R, Luszczynska A. Compliance als universelles Problem des
         Gesundheitsverhaltens: In Schwarzer R: Gesundheitspsychologie. Enzyklopädie
         der Psychologie. Göttingen Hogrefe 2005; Bd.3:635.

(79)   Rosenthal VD, Pawar M, Leblebicioglu H, Navoa-Ng JA, Villamil-Gómez W,
         Armas-Ruiz A, Cuéllar LE, Medeiros EA, Mitrev Z, Gikas A, Yang Y, Ahmed
         A, Kanj SS, Dueñas L, Gurskis V, Mapp T, Guanche-Garcell H, Fernández-
         Hidalgo R, Kübler A. Impact of the International Nosocomial Infection Control
         Consortium (INICC) multidimensional hand hygiene approach over 13 years in
         51 cities of 19 limited-resource countries from Latin America, Asia, the Middle
         East, and Europe. Infect Control Hosp Epidemiol. 2013;34(4):415-423.

(80)   Laufs U. Medikamentenadhärenz bei chronischen Erkrankungen. Der
         Nervenarzt. 2011;82(2):153-158.

(81)   World Health Organization (WHO). Adherence to long-term therapies:
         evidence for action. report 2003.
         http://www.who.int/chp/knowledge/publications/adherence_report/en/ [zuletzt
         zugegriffen: 21.04.2015]

(82)   Reichardt C, Eberlein-Gonska M, Schrappe M, Gastmeier P. Clean Hands
         Campaign. No chance for hospital infections!. Unfallchirurg. 2009;112(7):
         679-682.

(83)   Reichardt C, Bunte-Schönberger K, Behnke M, Clausmeyer JC; Gastmeier P.
         Krankenhaushygiene – Wo stehen wir im 6. Jahr der „Aktion Saubere Hände"?
         Anästhesiol Intensivmed Notfallmed Schmerzther. 2014;49(1):30-34.

(84)   Aktion „Saubere Hände" (ASH) Anleitung zur Beobachtung der
         Händedesinfektion. 2014: http://www.aktion-sauberehaen
         de.de/fileadmin/ash/downloads/modul1/Anleitung_zur_Beobachtung_11.2014.
         pdf [zuletzt zugegriffen: 12.04.2015]

(85)   Eckmanns T, Rath A, Bräuer H, Daschner F, Rüden H, Gastmeier P.
         Compliance with hand hygiene in intensive care units. Dtsch Med Wochenschr
         2001;126:745-749.

(86)   Scheithauer S, Haefner H, Schwanz T, Schulze-Steinen H, Schiefer J, Koch A,
         Engels A, Lemmen SW. Compliance with hand hygiene on surgical, medical,
         and neurologic intensive care units: direct observation versus calculated
         disinfectant usage. Am J Infect Control 2009;37(10):835-841.

(87)   Graf K, Ott E, Wolny M, Tramp N, Vonberg RP, Haverich A, Chaberny IF.
         Hand hygiene compliance in transplant and other special patient groups: an
         observational study. Am J Infect Control. 2013;41(6):503-508.

(88)   Maury E, Alzieu M, Baudel JL, Haram N, Bardout F, Guidet B, Offenstadt G.
         Availability of an alcohol solution can improve hand disinfection compliance
         in an intensive care unit. Am J Respir Crit Care Med. 2000;162(1):324-327.

(89)   Webster J, Faoagali JL, Cartwright D. Elimination of methicillin-resistant
         Staphylococcus aureus from a neonatal intensive care unit after hand washing
         with triclosan. J Paediatric Child Health 1994; 30(1):59-64.

(90)   Larson EL. APIC guideline for handwashing and hand antisepsis in health care
         settings. Am J Infect Control 1995;23(4):251-269.

(91)   Schwadtke L, Krauth C, Stahmeyer J, von Lengerke T, Lutze B, Chaberny IF.
         Hand hygiene compliance on two ICUs at Hannover Medical School:
         indication-specific analysis of compliance rates per bedside. Abstract for the
         Joint Annual Meeting of the German Society for Hygiene and Microbiology
         (DGHM) and the German Society for Infectious Diseases (DGI), Dresden,
         05.-08.10.2014.

(92)   Pittet D. Compliance with hand disinfection and its impact on hospital-acquired
         infections. J Hosp Infect. 2001;48 Suppl A:40-46.

(93)   Pittet D. Improving compliance with hand hygiene in hospitals. Infection
         Control Hospital Epidemiology 2000;21(06):381-386.

(94)   Gabriel G. Grundprobleme der Erkenntnistheorie. UTB 1993.

(95)   Benzer H, Brühl P, Dietzel W, Hartenauer U, Hingst V, Kilian J. et al.
         (Europäisches interdisziplinäres Komitee für Infektionsprophylaxe, EURIDIKI)
         Meine Hände sind sauber. Warum soll ich sie desinfizieren? Leitfaden zur
         hygienischen Händedesinfektion. mhp-Verlag. Wiesbaden 1996.

(96)   Pittet D, Hugonnet S, Harbarth S, Mouruoga P, Sauvan V, Touveneau S:
         Effectiveness of a hospital-wide programme to improve compliance with
         handhygiene. Lancet 2000;356:1307-1312.

(97)   Simmons B, Bryant J, Neiman K, Spencer L, Arheart K. The role of
         handwashing in prevention of endemic intensive care unit infection. Infect
         Control Hosp Epidemiol. 1990;11(11):589-594.

(98)   Scheithauer S, Eitner F, Mankartz J, Haefner H, Nowicki K, Floege J, Lemmen
         SW. Improving hand hygiene compliance rates in the haemodialysis setting:
         more than just more hand rubs. Nephrol Dial Transplant. 2012;27(2):766-770.

(99)   Jenner EA, Fletcher BC, Watson P, Jones FA, Miller L, Scott GM. Discrepancy
         between self-reported and observed hand hygiene behaviour in healthcare
         professionals. J Hosp Infect. 2006;63(4):418-422.

(100)   Eckmanns T, Bessert J, Behnke M, Gastmeier P, Rüden H. Compliance with
         antiseptic hand rub use in intensive care units: The Hawthorne effect. Infect
         Control Hosp Epidemiol 2006;27(9):931-934.

(101)   Wendt C, Knautz D, von Baum H. Differences in hand hygiene behavior related
         to the contamination risk of healthcare activities in different groups of healthcare
         workers. Infect Control Hosp Epidemiol 2004;25(3):203-206.

(102)   Erasmus V, Daha TJ, Brug H, Richardus JH, Behrendt MD, Vos MC, van Beeck
EF. Systematic review of studies on compliance with hand hygiene guidelines in
hospital care. Infect Control Hosp Epidemiol. 2010;31(3):283-294.

(103)   Chaberny IF, Möller I, Graf K. Händehygiene und Kampagnen.
Pneumologie.   2009;63(4):219-21.

(104)   Knoll M, Lautenschlaeger C, Borneff-Lipp M. The impact of workload on
hygiene compliance in nursing. Br J Nurs. 2010;19(16):18-22.

(105)   Ward, DJ. The role of education in the prevention and control of infection: a
review of the literature. Nurse Educ Today 2011;31(1):9-17.

(106)   Berhe M, Edmond M B, Bearman G M. Practices and an assessment of health
care workers' perceptions of compliance with infection control knowledge of
nosocomial infections. Am J Infect Control. 2005;33(1):55-57.

(107)   Erasmus V, Brouwer W, van Beeck EF, Oenema A, Daha TJ, Richardus JH, et
al. A qualitative exploration of reasons for poor hand hygiene among hospital
workers: lack of positive role models and of convincing evidence that hand
hygiene prevents cross-infection. Infect Control Hosp Epidemiol.
2009;30(5):415-419.

(108)   Schulz-Stübner S. Psychologie der Hygiene. In: Schulz-Stübner S. (Hrsg.).
Repetitorium Krankenhaushygiene und hygienebeauftragter Arzt. Springer-
Verlag Berlin Heidelberg 2013:50-54.

(109)   Hussein R, Khakoo R, Hobbs G. Hand hygiene practices in adult versus
pediatric intensive care units at a university hospital before and after
intervention. Scand J Infect Dis. 2007;39(6-7):566-670.

(110)   Traore O, Hugonnet S, Lübbe J, Griffiths W, Pittet D. Liquid versus gel handrub
formulation: a prospective intervention study. Crit Care. 2007;11(3):R52.

(111)   Löffler H, Bruckner T, Diepgen T, Effendy I. Primary prevention in health care
employees: a prospective intervention study with a 3-year training period.
Contact Dermatitis. 2006;54(4):202-209.

(112)   Jungbauer FH, van der Harst JJ, Groothoff JW, Coenraads PJ. Skin protection in
nursing work: promoting the use of gloves and hand alcohol. Contact Dermatitis.
2004;51(3):135-140.

(113)   Stevens S, Hemmings L, White C, Lawler A. Hand hygiene compliance: the
elephant in the room. Healthc Infect 2013;18:86-89.

(114)   Dombecki C, Shah MM, Eke-Usim A, Akkina SR, Ahrens M, Sturm L, Washer
L, Foxman B. The Impact of Role Models on Hand Hygiene Compliance. Infect
Control Hosp Epidemiol. 2015:1-3. [Epub ahead of print]

(115)   Haessler S, Bhagavan A, Kleppel R, Hinchey K, Visintainer P. Getting doctors
to clean their hands: lead the followers. BMJ Qual Saf 2012;21:499-502.

(116)   O'Boyle CA, Henly SJ, Larson E. Understanding adherence to hand hygiene recommendations: the theory of planned behavior. Am J Infect Control. 2001;29(6):352-360.

(117)   Sax H, Uçkay I, Richet H, Allegranzi B, Pittet D. Determinants of good adherence to hand hygiene among healthcare workers who have extensive exposure to hand hygiene campaigns. Infect Control Hosp Epidemiol. 2007;28(11):1267-1274.

(118)   Stein AD, Makarawo TP, Ahmad MF. A survey of doctors' and nurses' knowledge, attitudes and compliance with infection control guidelines in Birmingham teaching hospitals. J Hosp Infect. 2003;54(1):68-73.

(119)   Ajzen, I. The theory of planned behavior. Organ Behav Hum Decis Process 1991;50:179-211.

(120)   Scheithauer S, Oude-Aost J, Heimann K, Haefner H, Schwanz T, Waitschies B, Kampf G, Orlikowsky T, Lemmen SW. Hand hygiene in pediatric and neonatologic intensive care unit patients: Daily opportunities and indication- and profession-specific analyses of compliance. Am J Infect Control. 2011;39(9):732-737.

(121)   Pfoh E, Dy S, Engineer C. Interventions To Improve Hand Hygiene Compli-ance: Brief Update Review Chapter 8 IN: Making Health Care Safer II: An Updated Critical Analysis of the Evidence for Patient Safety Practices. Evidence Reports/Technology Assessments, No. 211. Rockville (MD): Agency for Healthcare Research and Quality (US); 2013. http://www.ncbi.nlm.nih.gov/books/NBK133371/ [zuletzt zugegriffen: 12.04.2015]

(122)   Huis A, van Achterberg T, de Bruin M, Grol R, Schoonhoven L, Hulscher M. A systematic review of hand hygiene improvement strategies: a behavioural approach. Implement Sci. 2012;7:92.

(123)   Edwards R, Charani E, Sevdalis N, Alexandrou B, Sibley E, Mullett D, Loveday HP, Drumright LN, Holmes A. Optimisation of infection prevention and control in acute health care by use of behaviour change: a systematic review. Lancet Infect Dis. 2012;12(4):318-329.

(124)   Jang JH, Wu S, Kirzner D, Moore C, Youssef G, Tong A, Lourenco J, Stewart RB, McCreight LJ, Green K, McGeer A. Focus group study of hand hygiene practice among healthcare workers in a teaching hospital in Toronto, Canada. Infect Control Hosp Epidemiol 2010;31(2):144-150.

(125)   Longtin Y, Sax H, Allegranzi B, Hugonnet S, Pittet D. Patients' beliefs and perceptions of their participation to increase healthcare worker compliance with hand hygiene. Infect Control Hosp Epidemiol. 2009;30(9):830-839.

(126)   McGuckin M, Govednik J. Patient empowerment and hand hygiene, 1997- 2012. J Hosp Infect. 2013;84(3):191-199.

(127)   Schweizer ML, Reisinger HS, Ohl M, Formanek MB, Blevins A, Ward MA, Perencevich EN. Searching for an optimal hand hygiene bundle: a meta-analysis. Clin Infect Dis. 2014;58(2):248-259.

(128)   Michie S, Richardson M, Johnston M, Abraham C, Francis J, Hardeman W, Eccles MP, Cane J, Wood CE. The behavior change technique taxonomy (v1) of 93 hierarchically clustered techniques: building an international consensus for the reporting of behavior change interventions. Ann Behav Med. 2013;46(1):81-95.

(129)   Cane J, O'Connor D, Michie S. Validation of the theoretical domains framework for use in behaviour change and implementation research. Implement Sci. 2012;7:37.

(130)   Prochaska JO, DiClemente CC. Stages and processes of self-change of smoking: toward an integrative model of change. J Consult Clin Psychol. 1983;51(3):390-395.

(131)   Schneider W. Gesundheitsverhalten und präventive Interventionen. Ausgewählte psychologische Aspekte. Psychotherapeut 2006;51(6):421-432.

(132)   Abraham C, Sheeran P. Understanding and changing health behaviour: From health beliefs to self-regulation. In: Abraham C, Norman P, Conner M. (Eds.). Understanding and changing health behaviour. Psychology Press. 2000:3-24.

(133)   Orbell S, Sheeran P. 'Inclined abstainers': a problem for predicting health-related behaviour. Br J Soc Psychol. 1998;37(Pt 2):151-165.

(134)   Renner B, Schwarzer R. Risikostereotype, Risikowahrnehmung und Risikoverhalten im Zusammenhang mit HIV. Zeitschrift für Gesundheitspsychologie 2003;11(3),112-121.

(135)   Schwarzer R, Fleig L. Von der Risikowahrnehmung zur Änderung des Gesundheitsverhaltens. Zbl Arbeitsmed 2014;64:338-341.

(136)   Slovic P. Perception of risk. Science 1987;236:280-285.

(137)   Strecher VJ, Rosenstock IM. The health belief model. Cambridge handbook of psychology, health and medicine 1997:113-117.

(138)   Faller H, Lang H. Medizinische Psychologie und Soziologie. Springer-Lehrbuch. 2010.

(139)   Weinstein ND. Unrealistic optimism about future life events. J. Personal. Soc. Psychol. 1980;39:806-820.

(140)   Renner B, Panzer M, Oeberst A. Gesundheitsbezogene Risikokommunikation. In: Kommunikationspsychologie und Medienpsychologie / U. Six et al. (Hrsg.). Weinheim: Beltz, 2007:251-270.

(141)   Renner B, Schupp H. Gesundheitliche Risiken: Wahrnehmung und
         Verarbeitung. In: Schwarzer R. (Hrsg.) Gesundheitspsychologie. Enzyklopädie
         der Psychologie: Serie X. Gesundheitspsychologie: Band I . Göttingen Hogrefe
         2006: 173-193.

(142)   Boholm A. Comparative studies of risk perception: a review of twenty years of
         research. Journal of risk research 1998;1(2):135-163.

(143)   Sjöberg L. Factors in risk perception. Risk analysis 2000;20(1):1-12.

(144)   Guilbert JJ. The world health report 2002-reducing risks, promoting healthy life.
         Education for Health (Abingdon, England) 2003;16(2):230-230.

(145)   Kurzenhäuser S, Epp A. Wahrnehmung von gesundheitlichen Risiken.
         Bundesgesundheitsblatt-Gesundheitsforschung-Gesundheitsschutz
         2009;52(12):1141-1146.

(146)   Edwards A, Elwyn G. (Eds.). Shared decision-making in health care: achieving
         evidence-based patient choice. Oxford University Press 2009.

(147)   Scheibler F, Janßen C, Pfaff H. Shared decision making: ein Überblicksartikel
         über die internationale Forschungsliteratur. Sozial- und Präventivmedizin
         2003;48(1):11-23.

(148)   Wiedemann P. Risiko und Risikoregulation Vorsorgeprinzip und Risikoängste
         2010:17-26.

(149)   Renner B, Schupp H. The perception of health risks. In: Friedman HS (Hrsg),
         Oxford handbook of health psychology. Oxford University Press, New York
         2011:637-665.

(150)   Siegrist M, Keller C, Kiers HAL. Lay people's perception of food hazards:
         comparing aggregated data and individual data. Appetite 2006;47:324-332.

(151)   European Commission (2006) Risk Issues. Special Eurobarometer 238.
         http://ec.europa.eu/public_opinion/archives/ebs/ebs_238_en.pdf
         [zuletzt zugegriffen: 12.04.2014]

(152)   Hohl K, Gaskell G. European public perceptions of food risk: cross-national and
         methodological comparisons. Risk Anal 2008;28:311-324.

(153)   Luhmann N. Soziologie des Risikos. de Gruyter, Berlin New York 1991.

(154)   Renner B, Gamp M. Krisen-und Risikokommunikation. Prävention und
         Gesundheitsförderung 2014;9(3):230-238.

(155)   Schneiderman LJ, Kaplan RM. Fear of dying and HIV infection vs hepatitis B
         infection. American journal of public health 1992;82(4):584-586.

(156)   Reyna F, Farley F. Risk and rationality in adolescent decision making:
         implications for theory, practice and public policy. Psychol Sci Public Interest
         2006; 7:1-44.

(157)   Harris CR, Jenkins M, Glaser D. Gender differences in risk assessment: why do
         women take fewer risks than men? Judgment Decision Making 2006;1:48-63.

(158)   Weinstein ND. Optimistic biases about personal risks. Science 1989; 246:1232-1233.

(159)   Renner B, Weber H. Optimismus. In: Weber H, Rammsayer T. (Eds.). Handbuch der Persönlichkeitspsychologie und differentiellen Psychologie. Hogrefe Verlag 2005:446-453.

(160)   Hahn A, Renner B. Perception of health risks: How smoker status affects defensive optimism. Anxiety, Stress and Coping 1998;11(2):93-112.

(161)   Weinstein, ND. (Ed.). Taking care: Understanding and encouraging self-protective behavior. Cambridge University Press 1987.

(162)   Weinstein ND. Exploring the links between risk perceptions and preventive health behavior. In Suls J, Wallston KA. (Eds.). Social psychological foundations of health and illness. John Wiley & Sons 2008:22-53.

(163)   Lek YY, Bishop GD. Perceived vulnerability to illness threats: The role of disease type, risk factor perception and attributions. Psychology and Health 1995;10:205-219.

(164)   Perloff LS, Fetzer BK. Self-other judgments and perceived vulnerability to victimization. J Pers Soc Psychol 1986;50:502-510.

(165)   Bondolfi A. Moralisch handeln in der Pflege: einige Überlegungen aus ethischer Sicht. Pflege 1996;(1):19-25.

(166)   Mokdad AH, Marks JS, Stroup DF. Gerberding JL. Actual causes of death in the United States, 2000. Jama 2004;291(10):1238-1245.

(167)   Rowe AK, de Savigny D, Lanata CF, Victora CG. How can we achieve and maintain high-quality performance of health workers in low-resource settings? Lancet. 2005;366(9490):1026-1035.

(168)   Büssing A, Glaser J. Das Tätigkeits- und Arbeitsanalyseverfahrens für das Krankenhaus - Selbstbeobachtungsversion (TAA-KH-S). Göttingen: Hogrefe 2002.

(169)   Wernhart S, Dinic M, Pressler A, Halle M. Prävention kardiovaskulärer Erkrankungen durch Sport und körperliche Aktivität. Eine Frage der Intensität? Herz 2015:1-7.

(170)   Seibert DJ, Speroni KG, Oh KM, Devoe MC, Jacobsen KH. Preventing transmission of MRSA: a qualitative study of health care workers' attitudes and suggestions. Am J Infect Control. 2014;42(4):405-11.

(171)   Rothman A J, Martino SC, Bedell BT, Detweiler JB, Salovey P. The Systematic Influence of Gain-and Loss-Framed Messages on Interest in and Use of Different Types of Health Behavior. Pers Soc Psychol Bull. 1999;25:1355-1369.

(172)   De Wandel D, Maes L, Labeau S, Vereecken C, Blot S. Behavioral determinants of hand hygiene compliance in intensive care units. Am J Crit Care. 2010;19(3):230-9.

(173)   von Lengerke T, Lutze B, Graf K, Krauth C, Lange K, Schwadtke L, Stahmeyer J, Chaberny IF. Anwendung psychologischer Verhaltenstheorien auf hygienische Händedesinfektion von Ärzten und Gesundheits- und Kranken-pflegern: Ansatz und bisherige Ergebnisse des PSYGIENE-Projekts. Abstract BMBF geförderte Klausurwoche „Was ist Aufklärung ... über Hygiene, Medizin und Gesellschaft? Medizinische, ethisch-rechtliche und soziokulturelle Dimensionen", 28. Juli - 2. August 2014.

(174)   Grol R, Grimshaw J. From best evidence to best practice: effective implementation of change in patients' care. Lancet. 2003;362(9391):1225- 1230.

(175)   Jang JH, Wu S, Kirzner D, Moore C, Tong A, McCreight L, Stewart R, Green K, McGeer A. Physicians and hand hygiene practice: a focus group study. J Hosp Infect. 2010;76(1):87-89.

(176)   Bandura A, Social learning analysis of aggression. 1976 Journal of communication [0021-9916] Bandura, Albert J.:1978 Bd.:28(3):12-29.

(177)   Erasmus V, Kuperus MN, Richardus JH, Vos MC, Oenema A, van Beeck EF. Improving hand hygiene behaviour of nurses using action planning: a pilot study in the intensive care unit and surgical ward. J Hosp Infect. 2010;76(2):161-164.

(178)   Huis A, Schoonhoven L, Grol R, Donders R, Hulscher M, van Achterberg T. Impact of a team and leaders-directed strategy to improve nurses' adherence to hand hygiene guidelines: a cluster randomised trial. Int J Nurs Stud. 2013;50(4):464-474.

(179)   Huis A, Hulscher M, Adang E, Grol R, van Achterberg T, Schoonhoven L. Cost-effectiveness of a team and leaders-directed strategy to improve nurses' adherence to hand hygiene guidelines: a cluster randomised trial. Int J Nurs Stud. 2013;50(4):518-526.

(180)   Harris AJ, Hahn U. Unrealistic optimism about future life events: a cautionary note. Psychol Rev 2011;118:135-154.

(181)   Ones DS, Viswesvaran C, Reiss AD. Role of social desirability in personality testing for personnel selection:The red herring. Journal of Applied Psychology1996;8:660-679.

(182)   Sheeran P, Abraham C. Mediator of moderators: Temporal stability of intention and the intention-behavior relation. Personality and Social Psychology Bulletin 2003;29(2):205-215.

(183)   Jahn T. Transdisziplinarität in der Forschungspraxis. In: Bergmann M, Schramm E. (Hrsg.) Transdisziplinäre Forschung. Integrative Forschungsprozesse verstehen und bewerten. Campus Frankfurt 2008:21-37.

(184)   Gould D, Drey N. Types of interventions used to improve hand hygiene compliance and prevent healthcare associated infection. J Infect Prev. 2013:1-6.

(185)   Ignaz Philipp Semmelweis: Ätiologie, Begriff und Prophylaxis des Kindbettfiebers (1861). In: Klassiker der Medizin; Bd. 18. Leipzig, 1912:163.

ANHANG

A.I „Aktion Saubere Hände" Bogen

http://www.aktion-sauberehaende.de/fileadmin/ash/downloads/

modul1/Beobachtungsbogen_mit_Kurzanleitung_2014.pdf

[zuletzt zugegriffen: 12.04.2015]

Beobachtungsbogen

Krankenhaus KISS-Kürzel: _________ Stations KISS-Kürzel, wenn vorh.: _________

Stationsname: _________ Stationsart (1-10*): _________

ITS: ☐ ja ☐ nein *oder* IMC: ☐ ja ☐ nein

Datum (TT / MM / JJ): _ _ / _ _ / _ _ Bogennummer: _____

Berufsgruppe:

HDG	Indikation	Aktion
1	☐ vor Patk ☐ vor asept ☐ nach inf ☐ nach Patk ☐ nach Um	☐ Ja ☐ Nein

Berufsgruppe:

HDG	Indikation	Aktion
2	☐ vor Patk ☐ vor asept ☐ nach inf ☐ nach Patk ☐ nach Um	☐ Ja ☐ Nein

Berufsgruppe:

HDG	Indikation	Aktion
3	☐ vor Patk ☐ vor asept ☐ nach inf ☐ nach Patk ☐ nach Um	☐ Ja ☐ Nein

Berufsgruppe:

HDG	Indikation	Aktion
4	☐ vor Patk ☐ vor asept ☐ nach inf ☐ nach Patk ☐ nach Um	☐ Ja ☐ Nein

Berufsgruppe:

HDG	Indikation	Aktion
5	☐ vor Patk ☐ vor asept ☐ nach inf ☐ nach Patk ☐ nach Um	☐ Ja ☐ Nein

Berufsgruppe:

HDG	Indikation	Aktion
6	☐ vor Patk ☐ vor asept ☐ nach inf ☐ nach Patk ☐ nach Um	☐ Ja ☐ Nein

Berufsgruppe:

HDG	Indikation	Aktion
7	☐ vor Patk ☐ vor asept ☐ nach inf ☐ nach Patk ☐ nach Um	☐ Ja ☐ Nein

Berufsgruppe:

HDG	Indikation	Aktion
8	☐ vor Patk ☐ vor asept ☐ nach inf ☐ nach Patk ☐ nach Um	☐ Ja ☐ Nein

Berufsgruppe:

HDG	Indikation	Aktion
9	☐ vor Patk ☐ vor asept ☐ nach inf ☐ nach Patk ☐ nach Um	☐ Ja ☐ Nein

Berufsgruppe:

HDG	Indikation	Aktion
10	☐ vor Patk ☐ vor asept ☐ nach inf ☐ nach Patk ☐ nach Um	☐ Ja ☐ Nein

Berufsgruppe: Arzt/Ärztin = A, Pflegepersonal = PF, andere Berufsgruppen = AND

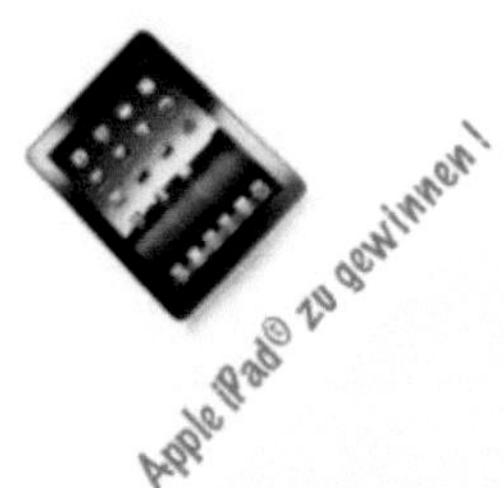

Code:

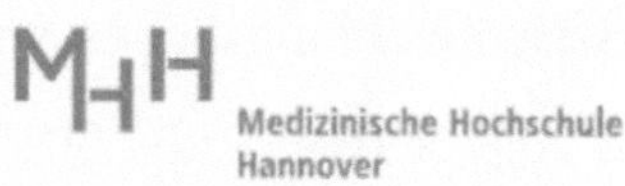

Intensive Händehygiene

Eine Studie der
Medizinischen Hochschule Hannover

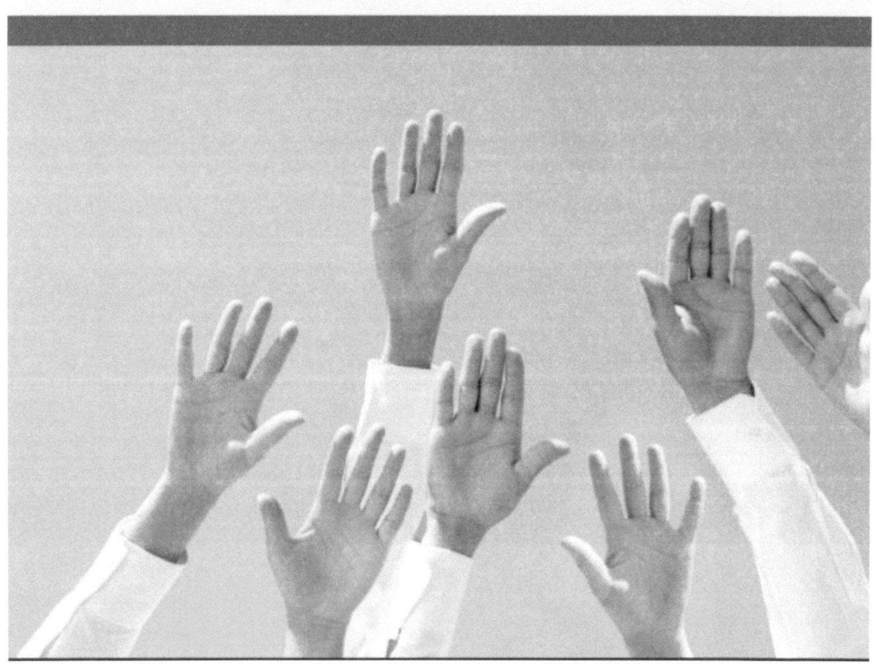

Sehr geehrte Kollegin, sehr geehrter Kollege,

die MHH bittet Sie um Ihre Teilnahme an dieser Befragung zur hygienischen Händedesinfektion. **Mit Ihrer Teilnahme tragen Sie entscheidend dazu bei, dass sich die Unterstützung für die hygienische Händedesinfektion der Mitarbeiterinnen und Mitarbeiter an der MHH fortlaufend verbessert.**

Gleichzeitig haben Sie mit Ihrer Teilnahme die Chance, ein Apple iPad® zu gewinnen.

Ihre Teilnahme ist selbstverständlich freiwillig, und Ihre Aussagen werden anonym behandelt und dienen ausschließlich wissenschaftlichen Zwecken.

Der Fragebogen ist in drei Teile gegliedert, die wir Sie bitten, vollständig auszufüllen. Im Teil 1 *Angaben zur hygienischen Händedesinfektion* werden Sie zu unterschiedlichen Aspekten der hygienischen Händedesinfektion befragt, von denen einige für Sie möglicherweise selbstverständlich oder Routine sind. Wir bitten Sie, sich dennoch auch in diese Inhalte hineinzuversetzen und jeweils die Angabe zu machen, die am ehesten auf Sie zutrifft. Sollten Fragen offen bleiben, so haben Sie am Ende des Fragebogens die Möglichkeit, uns Ihre Anregungen und Gedanken mitzuteilen.

Vielen Dank für Ihre Mitwirkung!

1   Angaben zur hygienischen Händedesinfektion

1.a) Haben Sie sich in der letzten Zeit vor und nach infektionsgefährdenden Tätigkeiten die Hände desinfiziert?
○ Ja, und es ist für mich zur Routine geworden.
○ Ja, jedoch ist es für mich noch nicht zur Routine geworden.
○ Nein, aber ich habe die feste Absicht dazu.
○ Nein, aber ich denke darüber nach.
○ Nein, und ich habe es auch nicht vor.

1.b) Wenn Sie infektionsgefährdende Tätigkeiten ausführen, desinfizieren Sie dann Ihre Hände…
○ immer
○ meistens
○ häufig
○ nur gelegentlich oder
○ eher selten?

2.a) Wie schätzen Sie die Wahrscheinlichkeit ein, dass durch Sie <u>trotz Händedesinfektion</u> Infektionserreger im Krankenhaus übertragen werden?

Überhaupt nicht wahrscheinlich						Äußerst wahrscheinlich
○¹	○²	○³	○⁴	○⁵	○⁶	○⁷

2.b) Und wie schätzen Sie diese Wahrscheinlichkeit ein, wenn Sie sich Ihre Hände <u>nicht</u> desinfizieren?

Überhaupt nicht wahrscheinlich						Äußerst wahrscheinlich
○¹	○²	○³	○⁴	○⁵	○⁶	○⁷

2.c) Und wie schätzen Sie diese Wahrscheinlichkeit ein, wenn sich ein solcher Kollege (eine solche Kollegin) die Hände <u>nicht</u> desinfiziert?

Überhaupt nicht wahrscheinlich						Äußerst wahrscheinlich
○¹	○²	○³	○⁴	○⁵	○⁶	○⁷

Auf der nächsten Seite geht es weiter! ☺

153

3.) Wie sehr treffen die folgenden Aussagen auf Sie zu? Bitte machen Sie in jeder Zeile ein Kreuz.

Wenn ich vor und nach jeder infektionsgefährdenden Tätigkeit meine Hände desinfiziere,…	Überhaupt nicht zu			Trifft…			voll und ganz zu
a. dann bin ich ein Vorbild für meine Kolleginnen und Kollegen.	○1	○2	○3	○4	○5	○6	○7
b. dann verstärkt sich der Zeitdruck, unter dem ich arbeite.	○1	○2	○3	○4	○5	○6	○7
c. dann trage ich zur Vermeidung von Infektionen bei.	○1	○2	○3	○4	○5	○6	○7
d. dann bekomme ich Hautprobleme an den Händen.	○1	○2	○3	○4	○5	○6	○7
e. dann erhalte ich Anerkennung von meinem direkten Vorgesetzten.	○1	○2	○3	○4	○5	○6	○7
f. dann verlängert sich dadurch meine Arbeitszeit.	○1	○2	○3	○4	○5	○6	○7

4.) Inwieweit haben Sie die Absicht, sich vor und nach jeder infektionsgefährdenden Tätigkeit die Hände zu desinfizieren?

Diese Absicht habe ich…

Überhaupt nicht						ganz stark
○1	○2	○3	○4	○5	○6	○7

5.) Wie sehr treffen die folgenden Aussagen auf Sie zu? Bitte machen Sie in jeder Zeile ein Kreuz.

Ich habe in letzter Zeit konkret geplant…	Überhaupt nicht zu			Trifft…			voll und ganz zu
a. mir auch dann vor und nach jeder infektionsgefährdenden Tätigkeit die Hände zu desinfizieren, wenn ich zwischenzeitlich die Handschuhe wechseln muss.	○1	○2	○3	○4	○5	○6	○7
b. wie ich mit Hindernissen und Ereignissen umgehe, die mir die Händedesinfektion erschweren.	○1	○2	○3	○4	○5	○6	○7
c. wie ich mich verhalte, wenn ich feststelle, dass ich die Händedesinfektion vergessen habe.	○1	○2	○3	○4	○5	○6	○7

6.) Wie sehr treffen die folgenden Aussagen auf Sie zu? Bitte machen Sie in jeder Zeile ein Kreuz.

	Überhaupt nicht zu			Trifft…			voll und ganz zu
a. Ich vergewissere mich, dass ich mir vor und nach jeder infektionsgefährdenden Tätigkeit die Hände desinfiziere.	○1	○2	○3	○4	○5	○6	○7
b. Ich kenne die leitliniengerechten Anforderungen an die hygienische Händedesinfektion genau.	○1	○2	○3	○4	○5	○6	○7
c. Ich muss mich sehr bemühen, mir vor und nach jeder infektionsgefährdenden Tätigkeit die Hände zu desinfizieren.	○1	○2	○3	○4	○5	○6	○7

7.) Wie sehr treffen die folgenden Aussagen auf Sie zu? Bitte machen Sie in jeder Zeile ein Kreuz.

Ich traue mir zu, dass ich mir auch dann vor und nach jeder infektionsgefährdenden Tätigkeit meine Hände desinfizieren kann,…	Überhaupt nicht zu			Trifft…			voll und ganz zu
a. wenn dies meine direkten Vorgesetzten nicht tun.	○1	○2	○3	○4	○5	○6	○7
b. wenn dies meine Kollegen nicht tun.	○1	○2	○3	○4	○5	○6	○7
c. wenn dies etwas Zeit braucht.	○1	○2	○3	○4	○5	○6	○7
d. wenn es mir nicht immer leicht fällt.	○1	○2	○3	○4	○5	○6	○7
e. wenn ich nicht regelmäßig daran erinnert werde.	○1	○2	○3	○4	○5	○6	○7
f. wenn ich es vorher mal vergessen habe.	○1	○2	○3	○4	○5	○6	○7
g. wenn ich das Desinfektionsmittel zuerst holen muss.	○1	○2	○3	○4	○5	○6	○7
h. wenn der zu behandelnde Patient keine Risikofaktoren für eine Wundinfektion (z. B. hohes Alter, Diabetes mellitus) aufweist.	○1	○2	○3	○4	○5	○6	○7
i. wenn es sich dabei lediglich um eine Unterbrechung eines Patientenkontaktes handelt.	○1	○2	○3	○4	○5	○6	○7

Nun noch einige wenige Fragen zu Ihrer Arbeitssituation allgemein! ☺

154

2 Angaben zu Ihrer Arbeitssituation

1.) Bitte geben Sie an, inwieweit die folgenden Aussagen auf Ihre Arbeitssituation zutreffen.

Bitte machen Sie in jeder Zeile ein Kreuz.

		überhaupt nicht zu		Trifft...				voll und ganz zu
a.	Die personelle Ausstattung mit Pflegekräften auf meiner Station ist dem Bedarf angemessen.	1	2	3	4	5	6	7
b.	Die personelle Ausstattung mit Ärzten auf meiner Station ist dem Bedarf angemessen.	1	2	3	4	5	6	7
c.	Die räumliche Ausstattung meiner Station ist dem Bedarf angemessen (z. B. für die Isolierung der Patienten).	1	2	3	4	5	6	7
d.	Die Ausstattung meiner Station mit medizinischen Geräten ist dem Bedarf angemessen.	1	2	3	4	5	6	7
e.	Auf meiner Station ist man immer wieder mit Problemen bei der Belegung der Patientenbetten konfrontiert.	1	2	3	4	5	6	7
f.	Auf meiner Station gibt es aufgrund von Abwesenheiten (z. B. Krankheit, Urlaub, Weiterbildungen) immer wieder Probleme.	1	2	3	4	5	6	7

2.) Wie sehr treffen die folgenden Aussagen auf Sie zu? Bitte machen Sie in jeder Zeile ein Kreuz.

Auf meiner Station...

		überhaupt nicht zu		Trifft...				voll und ganz zu
a.	funktioniert die Zusammenarbeit mit den Kollegen gut.	1	2	3	4	5	6	7
b.	funktioniert die Zusammenarbeit mit den Vorgesetzten gut.	1	2	3	4	5	6	7
c.	funktioniert die Zusammenarbeit mit Angehörigen von Patienten gut.	1	2	3	4	5	6	7

3.) Wie wichtig sind für Sie persönlich die folgenden Merkmale bei Ihrer beruflichen Tätigkeit? Bitte machen Sie in jeder Zeile ein Kreuz.

		überhaupt nicht wichtig		Das ist mir...				äußerst wichtig
a.	Einen direkten Vorgesetzten zu haben, den Sie respektieren können.	1	2	3	4	5	6	7
b.	Genügend Zeit für Sie persönlich oder für Ihr Familienleben zu haben.	1	2	3	4	5	6	7
c.	Anerkennung für gute Arbeitsleistungen zu erhalten.	1	2	3	4	5	6	7

4.) Wie sehr treffen die folgenden Aussagen auf Sie zu? Bitte machen Sie in jeder Zeile ein Kreuz.

		überhaupt nicht zu		Trifft...				voll und ganz zu
a.	Wenn ich etwas erreichen will, setze ich mir Ziele und überlege, mit welchen Mitteln ich diese genau erreichen kann.	1	2	3	4	5	6	7
b.	Eine Organisationsstruktur, bei der Beschäftigte mehr als einen direkten Vorgesetzten haben, sollte vermieden werden.	1	2	3	4	5	6	7
c.	Aufgrund des hohen Arbeitsaufkommens auf meiner Station stehe ich häufig unter Zeitdruck.	1	2	3	4	5	6	7
d.	Bei meiner Arbeit werde ich häufig unterbrochen und gestört.	1	2	3	4	5	6	7
e.	Ich erhalte von meinem Vorgesetzten oder anderen mir wichtigen Personen im Krankenhaus Anerkennung für meine Arbeit.	1	2	3	4	5	6	7
f.	Ich halte mein Gehalt für angemessen.	1	2	3	4	5	6	7
g.	Diejenigen, die mir am nächsten stehen sagen, ich opfere mich zu sehr für meinen Beruf auf.	1	2	3	4	5	6	7
h.	Auch nach Feierabend lässt mich die Arbeit selten los, das geht mir abends noch im Kopf rum.	1	2	3	4	5	6	7

Gleich geschafft!

4

3   Angaben zu Ihrer Person

1.)	Ihr Geschlecht:		Weiblich ○		Männlich ○				
2.)	Wie alt sind Sie?	<18 ○	18-30 ○	31-40 ○	41-50 ○	51-60 ○	>60 ○		

3.) Welcher ist Ihr höchster Schul- bzw. Hochschulabschluss?

Hauptschule / Volksschule ○	Mittlere Reife / Realschule ○	Abitur / Fachabitur / Fachschulreife ○
(Fach-)Hochschule / Universität ○	Sonstiger Abschluss ○	Kein Abschluss ○

4.) Wie lange sind Sie insgesamt als Arzt bzw. als Gesundheits- und Krankenpfleger tätig? Jahre ___ ___

5.) Welche Funktion üben Sie derzeit in Ihrer beruflichen Tätigkeit aus? Arzt ○   Gesundheits- und Krankenpfleger ○

6.) Üben Sie derzeit eine leitende Funktion aus? Ja ○   Nein ○

7.) Wie lange üben Sie Ihre Funktion schon aus? Jahre ___ ___

8.) Wie lange sind Sie schon auf Ihrer Station? Jahre ___ ___

Hier endet der Fragebogen. Sollten Sie noch offene Fragen oder Anmerkungen für uns haben, dann tragen Sie sie bitte in die folgenden Zeilen ein (bei Bedarf auch Rückseite verwenden). Wir sind Ihnen für jede Anregung dankbar!

____

____

____

Intensive Händehygiene, heute und morgen – unsere Bitte um Ihre Unterstützung!

Hygienische Händedesinfektion ist ein bleibendes Thema. Daher bitten wir Sie schon heute um Ihre Teilnahme bei einer Befragung, die die MHH für das Jahr 2014 plant. Diese ist selbstverständlich wieder freiwillig, und auch dann werden Ihre Aussagen anonym behandelt und ausschließlich wissenschaftlichen Zwecken dienen. Hierzu ist es notwendig, dass Sie den folgenden Code ausfüllen, mittels dessen wir die Fragebogen anonymisiert zuordnen können:

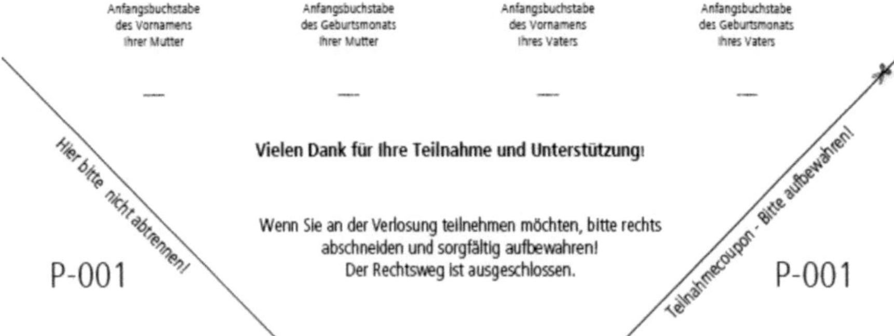

A.III Danksagung

Ich möchte mich bei den Mitarbeitern der Krankenhaushygiene für die ausgezeichnete Zusammenarbeit herzlich bedanken.

Mein ganz besonderer Dank richtet sich an Frau Prof. Dr. med. Iris F. Chaberny, bis September 2014 Leiterin der Krankenhaushygiene am Institut für Medizinische Mikrobiologie und Krankenhaushygiene der MHH (Institutsleiter: Prof. Dr. med. Sebastian Suerbaum), für die Möglichkeit zu der Thematik dieser Dissertation, für die zielgerichtete Unterstützung sowie die Förderung meiner beruflichen Weiterentwicklung.

Ebenso bin ich den Klinikdirektoren und Stationsleitungen der beteiligten zehn Intensivstationen und zwei Knochenmarkstransplantationsstationen der MHH, die sich zur Teilnahme an der Studie bereit erklärt haben, zu Dank verpflichtet. Ich danke auch den beteiligten Ärzten und Pflegekräften für ihre Teilnahme und die Offenheit bei der Beantwortung der Fragen.

Meinen wissenschaftlichen Kollegen der Forschungs- und Lehreinheiten Medizinische Psychologie und Medizinische Soziologie danke ich für die immer wertvollen Diskussionen. Dabei möchte ich mich sehr bei Frau Prof. Dr. rer. nat. Dipl.-Psych. Karin Lange für ihre zielführende Beratung und angenehme Unterstützung während meiner gesamten Zeit bedanken.

Mein größter Dank gilt Herrn PD Dr. phil. Dipl.-Psych. Thomas von Lengerke für die Überlassung des interessanten Themas, für die kontinuierliche Motivation vor und während der Datenerhebung sowie für die beispiellos engagierte Betreuung während dieser Arbeit.

Nicht zuletzt möchte ich mich bei meinen Eltern und vor allem bei meinem Freund Konstantin Schock für die geduldige und motivierende Begleitung meiner Arbeit bedanken.